藏書

珍藏版

黄帝内经

赵文博 主编

叁

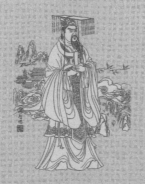

辽海出版社

目　录

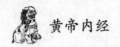

《灵枢》语义经典释译

气穴论篇第五十八

【题解】

本篇主要介绍人体三百六十五个腧穴的分布概况。由于各个穴位都是经脉之气输注之处，故名为"气穴论"。

【原文】

黄帝问曰：余闻气穴①三百六十五，以应一岁，未知其所，愿卒闻之。岐伯稽首②再拜对曰：窘乎哉问也！其非圣帝，孰能穷其道焉！因请溢意尽言③其处。帝捧手逡巡而却④曰：夫子之开余道也，目未见其处，耳未闻其数，而目以明，耳以聪矣。岐伯曰：此所谓"圣人易语，良马易御⑤"也。帝曰：余非圣人之易语也。世言真数⑥开人意，今余所访问者真数，发蒙解惑，未足以论也。然余愿闻夫子溢志尽言其处，令解其意，请藏之金匮，不敢复出。

【注释】

①气穴：即腧穴，亦称孔穴，为经脉之气输注之处，故称作"气穴"。

②稽（qǐ 启）首：古时一种跪拜礼。

③溢意尽言：溢意，尽情的意思。溢意尽言，充分详

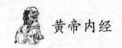

尽地谈谈。

④捧手逡巡而却：逡（qūn群阴）巡，亦作"逡循"、"逡遁"，却退、欲进不进、迟疑不决的样子。捧手逡巡而却，形容恭敬谦逊的样子。

⑤圣人易语，良马易御：指有修养有学问的人容易明达事理，一听就懂，犹如经过训练的良马容易驾驭一样。

⑥真数：这里指三百六十五个穴位。张志聪："真数者，脉络之穴数。"高世栻："真数，三百六十五穴之数。"

【语译】

黄帝问道：我听说人身有三百六十五个腧穴，与一年的日数相应，但不知其所在的部位，想听你全面地讲讲。岐伯稽首再拜回答说：这个问题真不简单啊！若非圣帝，谁能深究这些道理呢？因而请允许我详尽地讲讲气穴的部位所在。黄帝恭敬而谦逊地说：先生的开导，使我很受启发，尽管眼睛尚未看见具体部位，耳朵尚未听到具体数目，却已耳聪目明，心领神会了。岐伯说：这就是所谓"圣人易语，良马易御"的道理啊！黄帝说：我并不是易语的圣人。俗话说，懂得了真数，能开拓人的思路，现在我所询问的就是气穴的真数，主要是为了启发蒙昧、解除疑惑，还谈不上讨论它的精深道理。不过我希望先生能详尽全面地说明气穴的部位，使我了解它的道理，记录并收藏在金匮之中，不轻易传授。

【原文】

岐伯再拜而起曰：臣请言之。背与心①相控而痛，所治天突与十椎②及上纪，上纪者，胃脘③也，下纪者，关元④也。背胸邪系阴阳⑤左右，如此其病前后痛涩，胸胁痛，而不得息，不得卧，上气短气偏痛，脉满起，斜出尻脉，络胸胁，支心贯鬲，上肩加天突，斜下肩交十椎下。

【注释】

①心：此处指心胸部。

②十椎：张介宾："十椎，督脉之中枢也。此穴诸书不载，惟《气府论》肾脉气所发条下，王氏注曰：中枢在第十椎节下间，与此相合，可无疑也。"张志聪："十椎在大椎下第七椎，乃督脉至阳之穴，督脉阳维之会也，盖大椎上尚有三椎，总数之为十椎也。"马莳认为指大椎："十椎之十，当作大。……按脊属督脉一经，十椎下无穴，当是大椎也。盖在胸治天突，则在背治大椎者，甚为相合。"今从张介宾注。

③胃脘：指中脘穴，为胃经的募穴。

④关元：指关元穴，为小肠经的募穴。

⑤邪系阴阳：邪，通斜。系，联属。阴阳，此指前后。

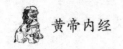

【语译】

岐伯再拜后回答说：请允许我说吧。背与心胸部相互牵引而疼痛，其治疗方法是取天突穴与中枢穴，以及上纪穴，上纪就是中脘穴，下纪就是关元穴。背与胸部的经脉斜系着前后左右，所以其病表现为前胸与后背牵引疼痛而痹涩，胸胁疼痛，不敢呼吸，不能平卧，上气喘急，呼吸短促，或一侧偏痛，经脉满起，这是因为其脉斜出于尻部，络于胸胁，散布于心而贯穿于膈，上肩会于天突，又向下斜行到肩，交会于背部十椎之下的缘故。

【原文】

藏俞五十穴①，府俞七十二穴②，热俞五十九穴，水俞五十七穴③。头上五行④，行五，五五二十五穴。中胅两傍各五⑤，凡十穴。大椎上两傍各一⑥，凡二穴。目瞳子浮白二穴，两髀厌分中二穴⑦，犊鼻二穴，耳中多所闻二穴⑧，眉本二穴⑨，完骨二穴，项中央一穴⑩，枕骨二穴⑪，上关二穴，大迎二穴，下关二穴，天柱二穴，巨虚上下廉四穴⑫，曲牙二穴⑬，天突一穴，天府二穴，天牖二穴，扶突二穴，天窗二穴，肩解二穴⑭，关元一穴，委阳二穴，肩贞二穴，瘖门⑮一穴，齐⑯一穴，胸俞十二穴⑰，背俞二穴⑱，膺俞十二穴⑲，分肉二穴⑳，踝上横二穴㉑，阴阳蹻四穴㉒。水俞在诸分，热俞在气穴，寒热俞在两骸厌中二穴㉓，大禁二十五㉔，在天府下五寸。凡三百六十五穴，针之所由行也。

【注释】

①藏俞五十穴：藏，即心、肝、脾、肺、肾五脏。俞，即井、荥、输、经、合五俞。每脏各有五穴，为二十五穴，左右相加，共五十穴，见表2。

表2　脏俞五十穴

五脏 ＼ 五俞	井（木）	荥（火）	输（土）	经（金）	合（水）
肝	大敦	行间	太冲	中封	曲泉
心	少冲	少府	神门	灵道	少海
脾	隐白	大都	太白	商邱	阴陵泉
肺	少商	鱼际	太渊	经渠	尺泽
肾	涌泉	然谷	太溪	复溜	阴谷

②府俞七十二穴：府，即大肠、小肠、胃、膀胱、三焦、胆六腑。俞，即井、荥、输、原、经、合六俞。每腑各有六穴，六腑共三十六穴，左右相加，共七十二穴，见表3。

表3　腑俞七十二穴

六腑 ＼ 六俞	井（金）	荥（水）	输（木）	原	经（火）	合（土）
大肠	商阳	二间	三间	合谷	阳溪	曲池
小肠	少泽	前谷	后溪	腕骨	阳谷	小海
胃	厉兑	内庭	陷谷	冲阳	解溪	三里

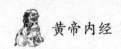
六腑＼六俞	井（金）	荥（水）	输（木）	原	经（火）	合（土）
膀胱	至阴	通谷	束骨	京骨	昆仑	委中
三焦	关冲	液门	中渚	阳池	支沟	天井
胆	窍阴	侠溪	临泣	丘墟	阳辅	阳陵泉

③热俞五十九穴，水俞五十七穴：指治热病的五十九个俞穴，治水病的五十七个俞穴。详见"水热穴论"篇中。

④行（háng 航）：行列。

⑤中𦙫两傍各五：𦙫，同"膂"，脊骨。傍，通"旁"。中𦙫两傍，指脊椎两旁各开一寸五分处。五，指足太阳经的五脏俞。肺俞在第三椎下两旁，心俞在第五椎下两旁，肝俞在第九椎下两旁，脾俞在第十一椎下两旁，肾俞在十四椎下两旁。

⑥大椎上两傍各一：王冰注认为《甲乙经》、《经脉流注孔穴图经》并不载，不详何穴；吴崐注为天柱穴；张志聪注为大杼穴。诸说不一，今姑从张说。

⑦两髀（bì 婢）厌分中二穴：即两侧环跳穴。

⑧耳中多所闻二穴：即二侧听宫穴。

⑨眉本二穴：即二侧攒竹穴。

⑩项中央一穴：即风府穴。

⑪枕骨二穴：即两侧窍阴穴。因其位于枕骨部，故又

名枕骨穴。

⑫巨虚上下廉四穴：即两侧上巨虚、下巨虚穴。

⑬曲牙二穴：即两侧颊车穴。

⑭肩解二穴：即两侧肩井穴。

⑮瘖门：一名哑门，即哑门穴。

⑯齐：同"脐"，指神阙穴。

⑰胸俞十二穴：指俞府、或（yù郁）中、神藏、灵墟、神封、步廊，左右共十二穴。

⑱背俞二穴：王冰、马莳、张介宾、吴崐认为是大杼穴，张志聪、高世栻认为是膈俞穴。因前已提及大杼穴，故从张志聪、高世栻注。

⑲膺俞十二穴：指云门、中府、周荣、胸乡、天溪、食窦，左右共十二穴。

⑳分肉二穴：张志聪："分肉一名阳辅穴。"

㉑踝上横二穴：即两侧解溪穴。

㉒阴阳蹻四穴：阴蹻指照海穴，阳蹻指申脉穴，左右共四穴。

㉓两骸（hái孩）厌中二穴：骸，骨或特指胫骨。厌，《中国医学大辞典》："厌与压通，狭窄处也。"张介宾："两骸厌中，谓膝下外侧骨厌中，足少阳阳关穴也。"吴崐、张志聪作阳陵泉。高世栻作环跳穴。

㉔大禁二十五：大禁，指五里穴；二十五，指针刺二

十五次。意指五里穴不可针刺至二十五次。张志聪："大禁二十五，谓禁二十五刺也。"可参见《灵枢·玉版论》。

【语译】

脏俞有五十个穴位，腑俞有七十二个穴位，热俞有五十九个穴位，水俞有五十七个穴位。在头部有五行，每行五穴，五五共二十五穴。脊椎两侧各有（五脏俞）五穴，共有十穴。大椎之上两侧各有大

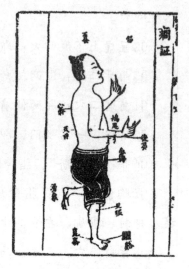

明万历刊本《杨敬斋针灸全书》针灸方图中的瘤证取穴图

抒穴一个，共二穴，瞳子胶、浮白二穴，左右共四穴，环跳二穴，犊鼻二穴，听宫二穴，攒竹二穴，完骨二穴，风府一穴，窍阴二穴，上关二穴，大迎二穴，下关二穴，天柱二穴，巨虚上下廉四穴，颊车二穴，天突一穴，天府二穴，天牖二穴，扶突二穴，天窗二穴，肩井二穴，关元一穴，委阳二穴，肩贞二穴，瘖门一穴，神阙一穴，胸俞十二穴，背俞二穴，膺俞十二穴，阳辅二穴，解溪二穴，照海、申脉共四穴。治水之俞在诸经分肉之间，治热之俞在经气聚会之处。治寒热之俞在两骸厌中有二穴，大禁之穴（五里）禁二十五刺，位置在天府穴下五寸处。以上三百

六十五穴，就是针刺时所选取的穴位。

【原文】

帝曰：余已知气穴之处，游针之居①，愿闻孙络②溪谷，亦有所应乎？岐伯曰：孙络三百六十五穴会，亦以应一岁。以溢奇邪，以通荣③卫。荣卫稽留，卫散荣溢，气竭血著，外为发热，内为少气。疾写无怠，以通荣卫，见而写之，无问所会。帝曰：善！愿闻溪谷之会也。岐伯曰：肉之大会为谷，肉之小会为溪。肉分之间，溪谷之会，以行荣卫，以会大气④。邪溢气壅，脉热肉败，荣卫不行，必将为脓，内销骨髓，外破大䐃⑤，留于节凑⑥，必将为败。积寒留舍，荣卫不居，卷肉缩筋，肋肘不得伸，内为骨痹，外为不仁，命曰不足，大寒留于溪谷也。溪谷三百六十五穴会，亦应一岁。其小痹⑦淫溢，循脉往来，微针所及，与法相同。

【注释】

①游针之居：行针的处所。

②孙络：最细小的络脉。

③荣：古通"营"。

④大气：此指宗气。

⑤䐃：原作"梋"，据《太素》卷十一气穴改。

⑥节凑：关节。

⑦小痹：指邪在孙络，尚未深入于里的痹证。张介

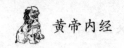

宾："邪在孙络，邪未深也。是为小痹"。

【语译】

黄帝说：我已经知道气穴的部位，就是行针的处所，还想了解孙络，溪谷也与一岁相应吗？岐伯说：孙络与三百六十五穴相会，也与一岁相应。孙络可以疏散邪气，通畅营卫。若邪气侵入人体，造成营卫稽留，卫气外散，营血内溢，使卫气散竭而营血留着，则在外表现为发热，在内发生少气。此时的治疗，应迅速用针刺泻法，不要耽误，以通达营卫，只要见到有营血稽留，就行施针刺泻之，不必问其是否为穴会所在。黄帝说：讲得很对！我想了解溪谷的会合。岐伯说：肌肉的大会合处是谷，肌肉的小会合处是溪。分肉之间，溪谷会合之处，可以通行营卫，会合宗气。若邪气盛满而正气壅塞，脉络发热而肌肉败坏，使营卫不能畅行，必将成为痈脓，在内则使骨髓消烁，在外则使大腘破溃，若邪留关节，必将使筋骨败坏。若寒邪蓄积留滞，营卫不能正常运行，使筋脉肌肉卷缩，肋肘不能伸展，在内则发为骨痹，在外则表现为肌肤麻木不仁，这是正气不足，大寒留滞于溪谷造成的。溪谷与三百六十五穴相会，亦与一岁相应。若病从小痹之证发展传变，邪气随络脉往来不定，可用微针治疗，方法与刺孙络之法相同。

【原文】

帝乃辟左右而起，再拜曰：今日发蒙解惑，藏之金匮，不敢复出。乃藏之金兰之室，署曰："气穴所在"。

岐伯曰：孙络之脉别经者，其血盛而当写者，亦三百六十五脉，并注于络，传注十二络脉①，非独十四络②脉也，内解写于中者十脉③。

【注释】

①十二络脉：十二正经之络脉。此处似应指十四络脉。

②十四络脉：即十二正经之络脉加任、督二脉之络。此处似应指十二络脉。

③内解写于中者十脉：张介宾："解，解散也。即《刺节真邪》篇解结之谓。泻，泻去其实也。中者，五藏也。此言络虽十二，而分属于五藏，故可解泻于中。"王冰："解，谓骨解之中经络也，虽则别行，然所受邪，亦随注泻于五藏之脉，左右各五，故十脉也。"可参。

【语译】

黄帝听后就遣开左右侍从起身再拜道：今日承你启发，消除了我的蒙昧疑惑，我将把这些精深的理论藏于金匮之中，不轻易拿出来。于是藏于金兰之室，题名为"气穴所在"。

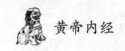

岐伯说：孙络之脉别出于经脉，其血盛应当用泻法的，亦从三百六十五脉并注于络脉，进而传注到十四络脉，那就不限于十二络脉的范围了。若要从内驱散病邪，可取五脏的经脉泻之。

气府论篇第五十九

【题解】

府，汇聚之处的意思。气府，即经脉之气交会的地方。本篇承上篇气穴论，补其未尽之义，论述了各经脉气所发之穴的数目和分布概况，因为腧穴是各经脉之气通达交会之处，故篇名"气府论"。

【原文】

足太阳脉气所发者七十八穴：两眉头各一①，入发至顶三寸半，傍五，相去三寸②，其浮气③在皮中者凡五行，行五，五五二十五④，项中大筋两傍各一⑤，风府两傍各一⑥，侠脊以下至尻尾二十一节十五间各一⑦，五脏之俞各五⑧，六腑之俞各六⑨，委中以下至足小指傍各六俞⑩。

【注释】

①两眉头各一：指攒竹穴。

②入发至顶三寸半，傍五，相去三寸：高士宗注：

"顶，前顶穴也。自攒竹入发际至前顶，其中有神庭、上星、囟会，故上三寸半。前顶在中行，次两行，外两行，故旁五，言自中及旁有五行也。"

③浮气：指经脉浮于头部巅顶之气。《类经》七卷第七注："浮气者，言脉气之浮于顶也。"

④五行，行五，五五二十五：《太素》卷十一气府注："二十五穴者，面上五脉上头，并入发一寸以上，周通高处，当前横数于五脉上，凡有五处，处各五穴，当前为亚（按：当为古囟字误）会、前顶、百会、后顶、强间五也。督脉两傍足太阳脉，五处、承光、通天、络蒸、玉枕左右十也。足太阳两傍足少阳脉，临泣、目窗、正营、承灵、脑空左右（十穴）也。太阳为二阳之总，故皆太阳所营。"据此足太阳脉气所发者，在此左右仅十穴。

⑤项中大筋两傍各一：指天柱二穴。《甲乙》卷三第六："天柱在侠项后发际，大筋外廉陷者中，足太阳脉气所发。刺入二分，留六呼。灸三壮。"

⑥风府两傍各一：王冰注："谓风池二穴也。"新校正云："按《甲乙经》风池足少阳阳维之会，非太阳之所发也。"据此当于七十八穴中减之。

⑦侠脊以下至尻尾二十一节十五间各一：王冰注："十五间各一者，今《中诰孔穴图经》所存者十三穴，左右共二十六，谓附分、魄户、神堂、譩譆、鬲关、魂门、

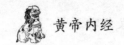
阳纲、意舍、胃仓、肓门、志室、胞肓、秩边十三也。"按：十五间各一，左右当得三十穴，故王氏据《中诰孔穴图经》谓"所存者十三穴"，今有补膏肓、承扶者，盖膏肓穴晋汉而上尚未见有此俞，而承扶亦不在脊傍，补此二穴似不妥，故仍从王注。

⑧五脏之俞各五：指肺俞、心俞、肝俞、脾俞、肾俞五穴，左右凡十穴，为五脏之俞。

⑨六腑之俞各六：指胆俞、胃俞、三焦俞、大肠俞、小肠俞、膀胱俞六穴，左右凡十二穴，为六腑之俞。

⑩委中以下至足小指傍各六俞：指委中、昆仑、京骨、束骨、通谷、至阴六穴，左右凡十二穴。指，古亦为趾。

【语译】

足太阳膀胱经脉气所发的有七十八个俞穴：在眉头的陷中左右各有一穴，自眉头直上入发际，当发际正中至前顶穴，有神庭、上星、卤会三穴，计长三寸五分，其左右分次两行和外两行，共为五行，自中行至外两行相去各为三寸，其浮于头部的脉气，运行在头皮中的有五行，即中行、次两行和外两行，每行五穴，共五行，五五二十五穴；在项中的大筋两傍左右各有一穴；在风府穴的两傍左右各有一穴；侠脊自上而下至骶尾骨二十一节，其中十五个椎间左右各有一穴；五脏肺、心、肝、脾、肾的俞穴，左右各有一穴；六腑三焦、胆、胃、大小肠、膀胱的俞穴，左右各有一穴；自委中以下至足小趾傍左右各有井、荥、俞、原、经、合六穴。

【原文】

足少阳脉气所发者六十二穴：两角上各二①，直目上发际内各五②，耳前角上各一③，耳前角下各一④"，锐发下各一⑤，客主人各一⑥，耳后陷中各一⑦，下关各一⑧，耳下牙车之后各一⑨，缺盆各一⑩，腋下三寸，胁下至胠，八间各一⑪，髀枢中，傍各一⑫，膝以下至足小指次指各六俞⑬。

【注释】

①两角上各二：指在头两角之上各有天冲、曲鬓二穴。角，《释骨》云："额之上曰颅，曰庭，其旁白额角，颠之旁崭然起者，曰头角，亦曰角。"高士宗注："角，头角也。从耳之曲鬓至天冲，两角上左右各二。"

②直目上发际内各五：指瞳孔直上之发际内有临泣、目窗、正营、承灵、脑空五穴，左右凡十穴。

③耳前角上各一：指颔厌二穴。《类经》七卷第九注："耳前角，曲角也。角上各一，颔厌二穴也。"

④耳前角下各一：指悬厘二穴。

⑤锐发下各一：指和髎二穴。王冰注："谓和髎二穴也。在耳前锐发下横动脉，手足少阳二脉之会。"锐发，

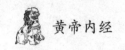

即耳前鬓发，俗称鬓角。

⑥客主人各一：即上关二穴。

⑦耳后陷中各一：指翳风二穴。《类经》七卷第九注："手少阳翳风二穴也，手足少阳之会。"

⑧下关各一：即足阳明经的下关二穴。《类经》七卷第九注："足阳明穴也，足少阳、阳明之会。"

⑨耳下牙车之后各一：王冰注："谓颊车二穴也。《太素》卷十一气府注作"大迎"。高士宗注："耳下颊车之后天容二穴。"按：此文历代医家注释各异，考"牙车"亦称"辅车"，或曰"颌车"，亦曰"颐"，《释名》："颐，或曰辅车，其骨强可以辅持其口，或谓牙车，牙所载也，或谓颌车也。"即牙下骨之名，今谓下颌骨，据此则高氏之注其义较长。

⑩缺盆各一：王冰注："缺盆，穴名也。在肩上横骨陷者中，足阳明脉气所发。"

⑪腑下三寸，胁下至胠，八间各一：王冰注："腋下，为渊腋、辄筋、天池。胁下至胠，则日月、章门、带脉、五枢、维道、居髎自，九穴也，左右共十八穴也。……所以谓之八间者，自腋下三寸至季肋凡八肋骨。"按：王注之左右十八穴，马莳、张介宾、张志聪等注均同，《太素》卷十一气府注为二十二穴，即居髎作上髎，并有大横、腹哀，余均同王注，考以上诸穴，虽在腋下，但与经文之

580

"八间各一"不符，姑从王注。

⑫髀枢中，傍各一：《太素》卷十一气府注："环跳居髎左右四穴"。王冰注："谓环跳二穴也"。新校正云："王注为环跳穴。又《甲乙经》云：'环跳在髀枢中。'今云'髀枢中傍各一者'，盖谓此穴在髀枢中也。傍各一者，谓左右各一穴也，非谓环跳在髀枢中傍也。"姑从王注。

⑬膝以下至足小指次指各六俞：指阳陵泉、阳辅、丘墟、临泣、侠溪、窍阴六穴，左右凡十二穴。

【语译】

足少阳胆经脉气所发的有六十二穴：头两角上各有二穴；两目瞳孔直上的发际内各有五穴；两耳前角上各有一穴；两耳前角下各有一穴；两耳前的锐发下各有一穴；上关左右各一穴；两耳后的陷凹中各有一穴；下关左右各有一穴；两耳下牙车之后各有一穴；缺盆左右各有一穴；腋下三寸胁下至胠左右各有一穴；髀枢中左右各一穴；膝以下至足第四趾的小趾侧各有井、荥、俞、原、经、合六穴。

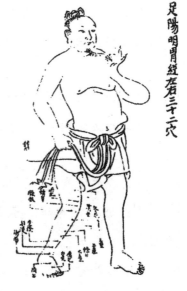

明抄本《普济方》中的足阳明胃经左右三十二穴图

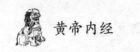

【原文】

足阳明脉气所发者六十八

穴：额颅发际傍各三①，面鼽骨空各一②，大迎之骨空各一③，人迎各一，缺盆外骨空各一④，膺中骨间各一⑤，侠鸠尾之外，当乳下三寸，侠胃脘各五⑥，侠脐广三寸各三⑦，下脐二寸侠之各三⑧，气街动脉各一⑨，伏菟上各一⑩，三里以下至足中指各八俞⑪，分之所在穴空⑫。

【注释】

①额颅发际傍各三：《太素》卷十一气府注："头维、本神、曲差左右六穴也。"王冰注："谓悬颅、阳白、头维，左右共六穴也。"高士宗注："从额颅入发际有本神、头维、悬颅，两旁各三，凡六穴。"按：此注各异，姑从高注。

②面鼽（qiú 求）骨空各一：指四白穴，左右凡二穴。鼽，在此音义均同顺。面鼽骨，即颧骨。面鼽骨空，即指眶下空。王冰注："鼽，顺也。顺，面颧也。"

③大迎之骨空各一：指大迎穴，左右凡二穴。高士宗注："大迎在颊车下，承浆傍，穴在骨间，故曰大迎之骨空。"

④缺盆外骨空各一：指天髎穴，左右凡二穴。

⑤膺中骨间各一：指气户、库房、屋翳、膺窗、乳中、乳根六穴，左右凡十二穴。

⑥侠胃脘各五：指不容、承满、梁门、关门、太乙五穴，左右凡十穴。

⑦侠脐广三寸各三：指滑肉门、天枢、外陵三穴，左右凡六穴。

⑧下脐二寸侠之各三：王冰注："下脐二寸，则外陵下同身寸之一寸，大巨穴也。各三者，谓大臣、水道、归来也。"

⑨气街动脉各一：指气冲穴，左右共二穴。

⑩伏菟上各一：指髀关穴，左右凡二穴。

⑪三里以下至足中指各八俞：王冰注："谓三里、上廉、下廉、解溪、冲阳、陷谷、内庭、厉兑八穴也，左右言之，则十六俞也。"

⑫分之所在穴空：吴崐注："分之所在穴空者，言上文六十八穴，皆阳明部分所在之穴孔也。"

【语译】

足阳明胃经脉气所发的有六十八穴：额颅发际旁各有三穴；面颧骨空各有一穴；大迎穴在下颌角前之骨空陷中，左右各有一穴；在结喉之旁的人迎，左右各有一穴；缺盆外的骨空陷中左右各有一穴；膺中的骨空间陷中左右各有一穴；侠鸠尾之外，乳下三寸，侠胃脘左右各有五穴；侠脐之傍各有三穴；脐下二寸左右各有三穴；气冲左右各有一穴；在伏菟上左右各有一穴；足三里以下到足中趾

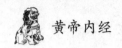

内间，左右各有八个俞穴；以上皆阳明所在部分的空穴。

【原文】

手太阳脉气所发者三十六穴：目内眦各一①，目外各一②，颧骨下各一③，耳郭上各一④，耳中各一⑤，巨骨穴各一⑥，曲掖上骨穴各一⑦，柱骨上陷者各一⑧，上天窗四寸各一⑨，肩解各一⑩，肩解下三寸各一⑪，肘以下至手小指本各六俞⑫。

【注释】

①目内眦各一：指睛明穴，左右凡二穴。王冰注："谓睛明二穴也，在目内眦，手足太阳、足阳明、阴跷、阳跷五脉之会。"

②目外各一：高士宗注："目外，谓目外眦，两瞳子髎穴。"

③颧骨下各一：指颧骨下颧髎穴，左右凡二穴。

④耳郭上各一：指在两耳廓上的角孙穴，左右凡二穴。郭，亦作廓，凡四周及外部皆曰郭。《孟子》公孙丑："三里之城，七里之郭。"

⑤耳中各一：指听宫穴，左右凡二穴。

⑥巨骨穴各一：《类经》七卷第九注："手阳明经二穴也。"

⑦曲掖上骨穴各一：指臑俞二穴，挟肩髎后大骨下，胛上廉陷中，举臂取之。"

⑧柱骨上陷者各一：指肩井穴，左右凡二穴。

⑨上天窗四寸各一：王冰注："谓天窗、窍阴四穴也。"

⑩肩解各一：高士宗注："肩外解分之处，两秉风穴也，"肩解，即肩胛骨与肱骨交会分解之处。

⑪肩解下三寸各一：指天宗穴，左右凡二穴。

⑫肘以下至手小指本各六俞：指小海、阳谷、腕骨、后溪、前谷、少泽六穴，左右凡十二穴。小指本，指经脉起于小指之端，故曰小指本。

【语译】

手太阳小肠经脉气所发的有三十六穴：目内眦各有一穴；目外侧各有一穴；颧骨下各有一穴；耳廓上各有一穴；耳中珠子旁各有一穴；巨骨穴左右各一；曲腋上各有一穴；柱骨上陷中各有一穴；两天窗穴之上四寸各有一穴；肩解部各有一穴；肩解部之下三寸处各有一穴；肘部以下至小指端的爪甲根部各有井、荥、俞、原、经、合六穴。

【原文】

手阳明脉气所发者二十二穴：鼻空外廉，项上各二①，大迎骨空各一，柱骨之会各一②，髃骨之会各一③，肘以下至手大指次指本各六俞④。

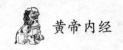

【注释】

①鼻空外廉，项上各二：高士宗注："鼻孔外廉，迎香穴也。项上，扶突穴也。左右各二。凡四穴。"

②柱骨之会各一：指天鼎穴，左右凡二穴。高士宗注："柱骨，项骨也。柱骨之会，谓项肩相会之处，两天鼎穴。"

③髃骨之会各一：指肩髃穴，左右凡二穴。髃骨，指肩端之骨髆。髃骨之会，谓肩髃在肩臂相会处的骨髆中。

④肘以下至手大指次指本各六俞：指曲池、阳溪、合谷、三间、二间、商阳六穴、左右凡十二穴。

【语译】

手阳明大肠经脉气所发的有二十二穴：鼻孔的外侧各有一穴；项部左右各有一穴；大迎穴在下颌骨空间左右各有一穴；柱骨之会左右各有一穴；髃骨之会左右各有一穴；肘部以下至食指端的爪甲根部左右各有井、荥、俞、原、经、合六穴。

【原文】

手少阳脉气所发者三十二穴：瘛骨下各一①，眉后各一②，角上各一③，下完骨后各一④，项中足太阳之前各一⑤，侠扶突各一⑥，肩贞各一，肩贞下三寸分间各一⑦，肘以下至手小指次指本各六俞。

【注释】

①骺骨下各一：《类经》七卷第九注："手太阳颧髎二穴也，手少阳之会，重出。"此与手太阳脉气所发者重。

②眉后各一：指丝竹空穴，左右凡二穴。

③角上各一：王冰注："谓悬厘二穴也。"高士宗注："头角之上，两天冲穴也。"《太素》卷十一气府注："颔厌左右二穴。"角上，指耳的前角上。前文足少阳脉中有"耳前角上各一"，王冰注："谓颔厌二穴也。"据此则《太素》为是，故新校正曾对王注提出疑议云："按足少阳脉中言角下，此云角上，疑此误。"

④下完骨后各一：指天牖穴，左右凡二穴。高士宗注："下完骨后，谓完骨之下，完骨之后，两天牖穴。"完骨，一指骨名，即今之所谓"乳突"，一指穴名，即在乳突后下方陷中的完骨穴，在此应为骨名。

⑤项中足太阳之前各一：王冰注："谓风池二穴也。"《素问释义》云："即足少阳风池二穴，重出"。此与足太阳脉气所发者重。

⑥侠扶突各一：指天窗穴，左右凡二穴。《类经》七卷第九注："手太阳天窗二穴也，重出。"此与手太阳脉气所发者重。

⑦肩贞下三寸分间各一：《太素》卷十一气府注："肩窌、臑会、消泺，左右六穴。"

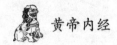
⑧肘以下至手小指次指本各六俞：王冰注："谓天井、支沟、阳池、中渚、液门、关冲六穴也。左右言之，则十二俞也。"

【语译】

手少阳三焦经脉气所发的有三十二穴：颧骨下各有一穴；眉后各有一穴；耳前角上各有一穴；耳后完骨后下各有一穴；项中足太阳经之前各有一穴；侠扶突之外侧各有一穴；肩贞穴左右各一；在肩贞穴之下三寸分肉之间各有三穴；肘部以下至尻无名指之端爪甲根部各有井、荥、俞、原、经、合六穴。

【原文】

督脉气所发者二十八穴；项中央二①，发际后中八②，面中三③，大椎以下至尾及傍十五穴④。至骶下凡二十一节，脊椎法也。

【注释】

①项中央二：指风府、哑门二穴。

②发际后中八：《类经》七卷第九注："前发际以至于后，中行凡八穴，谓神庭、上星、囟会、前顶、百会、后顶、强间、脑户也。"

③面中三：《类经》七卷第九注："素髎、水沟、兑端三穴也。"

④大椎以下至尻尾及傍十五穴：王冰注："脊椎之间有大椎、陶道、身柱、神道、灵台、至阳、筋缩、中枢、脊中、悬枢、命门、阳关、腰俞、长强、会阳十五俞也。"按：会阳穴在阴尾骨两傍，凡二穴则十六俞也，吴崑注无中枢穴，与"十五穴"之数合，当是。

【语译】

督脉之经气所发的有二十八穴：项中央有二穴；前发际向后中行有八穴；面部的中央从鼻至唇有三穴；自大椎以下至尻尾傍有十五穴。自大椎至尾骶骨共二十一节，这是脊椎穴位的计算方法。

【原文】

任脉之气所发者二十八穴，喉中央二①，膺中骨陷中各一②，鸠尾下三寸，胃脘五寸，胃脘以下至横骨六寸半一。腹脉法也③。下阴别一④，目下各一⑤，下唇一⑥，断交一⑦。

【注释】

①喉中央二：指廉泉、天突二穴。

②膺中骨陷中各一：指胸膺中行之骨陷中有璇玑、华盖、紫宫、玉堂、膻中、中庭六穴。

③鸠尾下三寸……腹脉法也：《类经》七卷第九注："鸠尾，心前蔽骨也。胃脘，言上脘也。自蔽下至上脘三

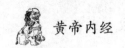

寸，故曰鸠尾下三寸胃脘。自脐上至上脘五寸，故又曰五寸胃脘，此古经颠倒文法也。又自脐以下至横骨长六寸半，骨度篇曰：髃骭以下至天枢长八寸，天枢以下至横骨长六寸半，正合此数。一，谓一寸当有一穴，此上下共十四寸半，故亦有十四穴。即鸠尾、巨阙、上脘、中脘、建里、下脘、水分、脐中、阴交、气海、丹田、关元、中极、曲骨是也。此为腹脉之法。"

④下阴别一：《类经》七卷第九注："自曲骨之下，别络两阴之间，为冲、督之会，故曰阴别。一，谓会阴穴也。"

⑤目下各一：指承泣穴，左右凡二穴。

⑥下唇一：指承浆穴。

⑦龂交一：指督脉的龂交穴，为任脉之会。

【语译】

任脉之经气所发的有二十八穴：喉部中行有二穴；胸膺中行之骨陷中有六穴；自蔽骨至上脘是三寸，上脘至脐中是五寸，脐中至横骨是六寸半，计十四寸半，每寸一穴，计十四穴，这是腹部取穴的方法。自曲骨向下至前后阴之间有会阴穴；两目之下各有一穴；下唇下有一穴；上齿缝有一穴。

【原文】

冲脉气所发者二十二穴：侠鸠尾外各半寸至脐寸一①，

侠脐下傍各五分至横骨寸一②。腹脉法也。

【注释】

①侠鸠尾外各半寸至脐寸一：指鸠尾之傍各五分至脐每寸一穴。王冰注："谓幽门、通谷、阴都、石关、商曲、肓俞六穴，左右则十二穴也。幽门侠巨阙两傍相去各同身寸之半寸陷者中，下五穴各相去同身寸之一寸，并冲脉足少阴二经之会。"

②侠脐下傍各五分至横骨寸一：指侠脐之两傍各五分至横骨一寸一穴，即中注、四满、气穴、大赫、横骨五穴，左右凡十穴，皆属冲脉与足少阴之会穴。

【语译】

冲脉之经气通达的穴位共有二十二个穴位。

侠鸠尾两旁半寸，向下至脐部，每寸一穴，左右共十二次。从脐部两旁半寸，向下至横骨，每寸一穴，左右共十穴。这是取腹部经脉穴位的方法。

【原文】

足少阴舌下①，厥阴毛中

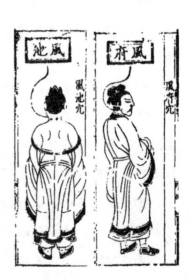

元刊本《活人书》中的风府穴与风池穴图

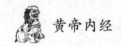

急脉各一②，手少阴各一③，阴阳跻各一④，手足诸鱼际⑤脉气所发者，凡三百六十五穴也。

【注释】

①足少阴舌下：王冰注："足少阴舌下二穴，在人迎前陷中动脉前，是日月本，左右二也。足少阴脉气所发，刺可入同身寸之四分。"按：此句吴崐谓古无穴名，马莳、张介宾、高士宗均以任脉廉泉释之。《素问识》云："刺疟论云：舌下两脉者，廉泉也。根结篇云：少阴根于涌泉、结于廉泉。知是任脉廉泉之外，有肾经廉泉。故王云：足少阴舌下二穴。"考廉泉王注有二处，均谓："在颔下结喉上舌本下，阴维、任脉之会，刺可入同身寸之三分，留三呼，若灸者可灸三壮。"据此可见与本句所注之异，故不应混为一谈，此穴或名"日月本"，然惜诸书未载，已为亡佚之俞，故当仍从王注。

②厥阴毛中急脉各一：《类经》七卷第九注："急脉在阴毛之中。凡疝气急痛者，上引小腹，下引阴丸，即急脉之验，厥阴脉气所发也。"

③手少阴各一：王冰注："谓手少阴郄穴也。在腕后同身寸之半寸，手少阴郄也。"

④阴阳跻各一：王冰、吴崐、张介宾、张志聪均谓阴跻郄交信，阳跻郄跗阳。杨上善、马莳、高士宗均谓阴跻所生照海，阳跻所起申脉，左右四穴。今从后说。

⑤手足诸鱼际：即手足掌赤白肉分界处，如鱼腹之色际部。

【语译】

足少阴肾经脉气所发的舌下有二穴；肝足厥阴在毛际中左右各有一穴；心手少阴经左右各有一穴；阴跷阳跷阳跷左右有一穴；四肢手足赤白肉分，状如鱼际之处，是脉气所发的部位。以上凡三百六十五穴。

卷第十六

骨空论篇第六十

【题解】

本篇内容，主要叙述治疗几种疾病的针灸取穴部位和方法。因为人体周身骨节间均有空（孔），而俞穴每位于骨空之中，故以"骨空"名篇。

【原文】

黄帝问曰：余闻风者百病之始也，以针治之奈何？岐伯对曰：风从外入，令人振寒，汗出头痛，身重恶寒①，

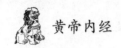

治在风府②，调其阴阳，不足则补，有余则泻。大风颈项痛，刺风府③，风府在上椎。大风汗出，灸谚喜④谚喜在背下侠脊傍三寸所，厌之⑤令病者呼谚喜，谚喜应手。从风憎风，刺眉头⑥。失枕⑦在肩上横骨间⑧。折使揄臂齐肘正，灸脊中⑨。胁络⑩季胁引少腹而痛胀，刺谚喜。腰痛不可以转摇，急引阴卵，刺八髎⑪与痛上，八髎在腰尻分间。鼠瘘寒热⑫，还刺寒府，寒府在附膝外解营⑬。取膝上外者使之拜⑭。取足心者使之跪。

【注释】

①风从外入……身重恶寒：高士宗注："风从外入，伤太阳通体之皮肤，故令人振寒；从皮肤而入于肌腠，故汗出。随太阳经脉上行，故头痛。周身肌表不和，故身重。"

②治在风府：风府乃督脉经气所发之腧穴，太阳之会，为风邪所聚之处。热论篇云："巨阳者，诸阳之属也，其脉连于风府。"故伤于风邪而恶寒汗出头痛等，治当取此以调之。

③大风颈项痛，刺风府：风邪伤于卫分，卫气一日一夜大会于风府，故邪随卫入而致颈项作痛，亦当治在风府。

④谚喜：注释不一。①为穴名，属足太阳脉气所发，在第六胸椎棘突下两傍各三寸。②下文之"呼谚喜"，则是惧

594

痛而呼之声。因其处以手按之每感痠痛，令其呼谵语之声，手按之处有谵语之振颤感，故其穴因而得名。《太素》卷十一骨空注："病声也。"王冰注："谵语，穴也。……以手厌之，令病人呼谵语之声，则指下动矣，……谵语者，因取为名尔。"

⑤厌之：即以手指按压其穴。厌与压通。如《汉书》五行志："地震陇西，厌四百余家。"

⑥从风憎风，刺眉头：吴崐注："病由于风，则憎风"。高士宗注："从，迎也。憎，恶也。迎风恶风，乃面额经脉不和，当刺眉头以泻之。"眉头，即攒竹穴。在眉头之陷，四中，针尖向下或向外斜刺三至五分。

⑦失枕：即颈项强痛，难以回顾，不能就枕。每因风邪侵袭，枕卧姿势不当而致。《诸病源候论》失枕候云："失枕，头项有风，在于筋脉间，因卧而气血虚者，值风发动，故失枕。"

⑧肩上横骨间：王冰注："谓缺盆穴也。"吴崐、马蒔谓"巨骨穴"。《类经》二十一卷第四十四注："手太阳之肩外俞也。或谓足少阳之肩井穴，亦主颈项痛。"按：此诸家注释各异。此云"肩上横骨间"，似为泛指此处腧穴而言，不应释为一穴。

⑨折使揄（yú于）臂齐肘正，灸脊中：王冰注："揄读为摇，摇谓摇动也。然失枕非独取肩上横骨间，乃当正

形灸脊中也。欲而验之，则使摇动其臂，屈折其肘，自项之下，横齐肘端，当其中间，则其处也，是曰阳关，在第十六椎节下间，督脉气所发。"马莳注："此言折臂者，当有灸之之法也，凡人折臂者，使人自摇其臂而曲之，上与肘齐，即臂脊之中而灸之，以疏通其肘臂之气，盖细详之，乃三阳络之所也。"《类经》二十一卷第四十四注："谓使病者引臂，下齐肘端以度脊中，乃其当灸之处，盖即督脉之阳关穴。"张志聪注："折者，谓脊背罄折，而不能伸舒也，揄读作摇，谓摇其手臂，下垂齐肘尖，而正对于背中，以灸背中之节穴。"高士宗注："摇臂平肘，则脊中有窝，当正灸脊中。"按：以上诸说，王注谓此节为治失枕，吴注谓手拘挛，马注谓臂折，张志聪注谓脊背罄折，众说不一，不知孰是？《太素》卷十一骨穴注："折使中也，谓使引臂当肘灸脊中，除胁络季胁相引痛病也。"乍看此注似可解疑，然据《甲乙》卷七卷一中云："胁季胁引少腹而痛张，谵语主之。"则又不可从。今并录之，姑从张志聪注。

⑩胁（miǎo 秒）络：指侠脊两傍之空软处的脉络。

⑪八髎：指上髎、次髎、中髎、下髎、左右八穴的总称。

⑫鼠瘘寒热：意指瘰疬已溃后，其形如鼠穴，塞其一洞，复穿其一，故名鼠瘘。有关本病的病因，《灵枢》寒

热篇云："寒热瘰疬在于颈腋者，此皆鼠瘘寒热之毒气也。留于脉而不去者也。"可与本文互参。

⑬附膝外解营：意指寒府在膝关节外侧的骨缝中。解，为骨之分解处，即骨缝的意思。营，窟也，意指穴腧。《太素》卷十一注："寒热府在膝外解之营穴也。名曰骸关也。"

⑭取膝上外者使之拜：取膝上外解骨缝之穴，应取膝部微屈下拜的姿势，则穴空易开。王冰注："拜而取者，使膝穴空开也。"

【语译】

黄帝问道：我听说风邪是一切疾病发生的起源，怎样用针刺治疗呢？岐伯回答说：风邪从外侵入人体，使人洒洒振寒，汗出头痛，身体痠重怕冷，治疗时应取风府穴，以调和其阴阳气血；正气不足的就用补法，邪风有余的就用泻法。若感受风邪较重而出现颈项疼痛，亦应针刺风府穴，风府在项部的第一椎上。若感受风邪较重而出汗时，应当灸譩譆穴，譩譆穴在背部第六胸椎棘突下傍开三寸处，用手按压此处令病人呼譩譆声，则譩譆处应手而动。病由于风邪则恶风，应刺眉头陷中的攒竹穴。失枕，可在肩上横骨间取穴治疗。若脊背折痛，不能伸舒，可摇其手臂，灸下垂齐肘尖的脊中以治之。胁络秀胁牵引到少腹部疼痛而胀的，应刺譩譆穴。腰痛不能转侧动摇，痛急则下

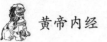

引睾丸，可刺八髎穴与痛处之上，八髎穴在腰以下骶后孔中。鼠瘘寒热病，应当刺寒府，寒府在膝关节外侧的骨缝中。取膝上外解骨缝之穴，应使膝微屈。若取脚心的穴，应采取跪的姿势。

【原文】

任脉者，起于中极之下①，以上毛际，循腹里上关元，至咽喉，上颐循面入目。冲脉②者，起于气街③，并少阴之经④，侠脐上行，至胸中而散。任脉为病，男子内结七疝⑤，女子带下瘕聚⑥。冲脉为病，逆气里急。督脉为病，脊强反折。督脉者，起于少腹以下骨中央⑦，女子入系廷孔⑧，其孔，溺孔之端也，其络循阴器⑨合篡⑩间，绕篡后，别绕臀，至少阴与巨阳中络者，合少阴上股内后廉，贯脊属肾，与太阳起于目内眦，上额交巅上，入络脑，还出别下项，循肩髆内，侠脊抵腰中，入循膂络肾；其男子循茎下至篡，与女子等；其少腹直上者，贯脐中央，上贯心入喉，上颐环唇，上系两目之下中央⑪。此生病，从少腹上冲心而痛，不得前后，为冲疝。其女子不孕，癃痔遗溺嗌干。督脉生病治督脉，治在骨上，甚者在脐下营⑫。

【注释】

①任脉者，起于中极之下：《难经》二十八难杨玄操注："任者，妊也。此是人之生养之本，故曰位中极之下，长强之上。"中极，穴名，在脐下四寸。

②冲脉:《难经》二十八难杨玄操注:"冲者,通也。言此脉下至于足,上至于头,通受十二经之气血,故曰冲焉。"

③起于气街:王冰注:"气街者,穴名也,在毛际两傍鼠鼷上同身寸之一寸也。言冲脉起于气街者,亦从少腹之内,与任脉并行,而至于是乃循腹也。何以言之?《针经》曰:冲脉者,十二经之海,与少阴之络起于肾下,出于气街。"

④并少阴之经:《难经》二十八难虞庶注:"《素问》曰:并足少阴之经,《难经》却言并阳明之经。况少阴之经,侠脐左右各五分,阳明之经,侠脐左右各二寸,气冲又是阳明脉气所发,如此推之,则冲脉自气冲起,在阳明、少阴两经之内,侠脐上行,其理明矣。"《类经》九卷第二十七注:"冲脉起于气街,并足少阴之经,会于横骨大赫等十一穴,侠脐上行至胸中而散,此言冲脉之前行者也。"按:考冲脉,《内经》凡见七处,所云皆不同,综观其循行,则

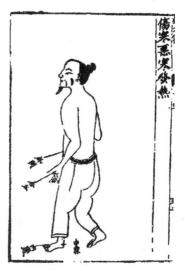

明万历刊本《杨敬斋针灸全书》针灸方图中的伤寒恶寒发热取穴图

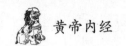

上而至头，下而至足，前行于腹，后行于背，阴阳表里无所不至，然就"并少阴而上行"或"并阳明而上行"而论，诸家更是认识不一，若从腧穴考之，则本经与《甲乙》卷三第二十所载腧穴之义相合，故仍当从本经。

⑤七疝：指七种不同类型的疝气。《难经汇注笺正》："疝之有七，隋唐以前，谓有厥疝、癥疝、寒疝、气疝、盘疝、愠疝、狼疝之名。元以后，则曰寒疝、筋疝、水疝、气疝、血疝、癫疝、狐疝，要之疝以气言，皆气滞不行为病。"

⑥带下瘕聚：带下，指赤、白带下。瘕，指癥瘕。聚，指积聚。

⑦起于少腹以下骨中央：王冰注："起，非初起，亦犹任脉、冲脉起于胞中也，其实乃起于肾下，至于少腹，则下行于腰横骨围之中央也。"

⑧廷孔：指尿道口。王冰注："系廷孔者，谓窍漏，近所谓前阴穴也，以其阴廷系属于中。故名之。"

⑨阴器：生殖器。

⑩篡：前阴后阴之间，即会阴部。又，《素问识》云："盖篡，当作纂，《甲乙》为是。《说文》：纂，似组而赤。盖两阴之间，有一道缝处，其状如纂组，故谓之纂。"此说可参。

⑪其少腹直上者，……上系两目之下中央：王冰：

600

"自其少腹直上，至两目之下中央，并任脉之行，而云是督脉所系。由此言之，则任脉、冲脉、督脉名异而同体也。"

⑫脐下营：指脐下小腹部之腧穴。《太素》卷十一骨空注："齐下营者，督脉本也，营亦穴处也。"

【语译】

任脉起于中极穴的下面，向上行到毛际处的曲骨穴入腹，循腹里上行到关元，直上到咽喉，再上行颐循面而入于目。冲起于气街穴，与肾足少阴经并行，侠脐七右向上行，到达胸中而散。任脉发生病变的症候，男子则在腹内结为七疝，女子则有带下和癥瘕积聚。冲脉发生病变的病候，则气逆上冲，腹内拘急疼痛。督脉发生病变的病候，则脊背强直而反张。督脉起于少腹部以下的横骨中央，女子则内系于廷孔，廷孔就是尿道的外口，它分出的络脉，循着阴器会合于前后二阴之间的会阴部，再绕行到会阴部后面，别绕行臀部，至少阴经脉处，与太阳经中的络相合，足少阴之脉，经股内后廉上行，贯穿脊柱而连属于肾脏，又一别络则与足太阳经起子目内，上行于额交于巅顶，入络于脑，还出分别下行至项，沿肩髆内，侠脊向下到达腰中，内入循膂联络于肾；若是男子，其督脉则循阴茎下至会阴，与女子相同；其从少腹直上的脉；贯穿肚脐中央，再上贯心入喉，上至颐环绕口唇，向上系于两目之

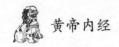

下中央。督脉发生的疾病，是气从少腹向上冲心而痛，不能大小便，这叫"冲疝"。若是在女子则为不孕、小便不利、痔病、遗尿、嗌干等证。凡是督脉发生的病就应该治督脉，可取横骨上的曲骨穴，若病重的可取肚脐下的阴交穴。

【原文】

其上气有音者，治其喉中央，在缺盆中者①。其病上冲喉者，治其渐②，渐者上侠颐也。蹇膝③伸不屈，治其楗④。坐而膝痛，治其机⑤。起而引解，治其骸关⑥。膝痛，痛及拇指，治其腘⑦。坐而膝痛如物隐者，治其关⑧。膝痛不可屈伸，治其背内⑨。连骺若折，治阳明中俞髎⑩。若别，治巨阳、少阴荥⑪，淫泺胫痠，不能久立，治少阳之维⑫，在外踝上五寸。辅骨上横骨下为楗，侠髋为机，膝解为骸关，侠膝之骨为连骸，骸下为辅，辅上为腘腘上为关，头横骨为枕。

【注释】

①治其喉中央，在缺盆中者：指在喉中央的廉泉穴和在两缺盆间的天突穴。《太素》卷十一骨空注："喉中央廉泉也，缺盆中央天突穴也。"

②治其渐：意指应取侠颐处的大迎穴治疗。王冰注："阳明之脉渐上颐而环唇，故以侠颐处为渐也，是为大迎。"

③蹇（jiǎn 简）膝：即膝部疼痛屈曲艰难。蹇，《说文》："跛也。"

④治其楗：谓可于股部取穴治疗。楗，下文谓："辅骨上横骨下为楗"。《类经》二十二卷第五十一注："股骨为楗。治其楗者，谓治其膝辅骨之上，前阴横骨之下，盖指股中足阳明髀关等穴也。"

⑤治其机：意谓可取环跳穴治疗。机，下文谓"侠髋为机"。《类经》二十二卷第五十一注："侠臀两傍骨缝之动处曰机，即足少阳之环跳穴也。"

⑥治在骸（xié 鞋）关：《类经》二十二卷第五十一注："当治其骸关，谓足少阳之阳关穴也。"骸关，《类经》八卷第十九注："骸，《说文》云：胫骨也。胫骨之上，膝之节解也。是为骸关。"《释骨》："按即膝外解上下之辅骨，盖名关，本取两骨可开阖之义，故指骨解与两骨并通。"按：似指膝关节外侧之骨间隙。

⑦治其腘：指当取膝腘处的委中穴治疗。

⑧治其关：谓于股骨之背侧部取穴治疗。关，下文谓"腘上为关"。马莳注："当治其关，疑是承扶穴也。系足太阳膀胱经穴也。尻臀下阴纹中。"

⑨治其背内：指当取足太阳经之在背部的俞穴治疗。

⑩阳明中俞髎：《太素》卷十一骨空注："是巨虚上廉也。"王冰注："正取三里穴也。"吴崐注："六俞之穴，

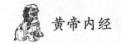

井荥俞原经合，取其所宜也。"《类经》二十二卷第五十一及高士宗注皆谓"陷谷穴"。以上诸说不一，并录之。待考。

⑪巨阳、少阴荥：巨阳，即太阳。荥穴为通谷。少阴荥为然谷穴。

⑫少阳之维：即指足少阳胆经之络穴光明。《类经》二十二卷第五十一注："维，络也。足少阳之络穴光明，在外踝上五寸。"

【语译】

若病气上逆而呼吸有声的，当治其喉部中央的天突穴，天突穴在两缺盆的中间。若其气逆上冲于喉部的，当治其"渐"，即侠颐处的大迎穴。膝塞跂伸而不能屈的，应当治其"楗"，即股部足阳明经穴。坐而膝关节疼痛的应当治其"机"，即挟臀两旁骨缝活动处的环跳穴。起立时膝关节痛牵引到骨缝时，当取膝关节的阳关穴治疗。膝关节处痛，痛时牵引到拇趾的，应当取相部委中穴治疗。坐而膝关节痛如有物隐藏在内的，应当取梢上的承扶穴治疗。膝关节疼痛不能伸屈的，应当取背部足太阳膀胱经腧穴治疗。膝关节处痛连及骺骨象折断似的，应当取足阳明经相应俞穴治疗。若是膝疼如与骺骨别离，应取足太阳和足少阴的荥穴治疗。若膝胫痠软无力，不能较长时间的站立，应取足少阳络光明穴治疗，穴在足外踝上五寸。膝两侧的辅骨以上，横骨以下的股骨叫楗；侠髋骨两侧关节活动的部位叫机；膝部关节活动分角处叫骸关；侠膝两侧的高骨与胫骨相连处叫连骸；连骸下面的高骨叫辅骨；辅骨上面是腘窝；腘上关节活动处叫关；项上后头部的横骨叫枕骨。

【原文】

水俞五十七穴者，尻上五行，行五[1]，伏兔上两行，行五[2]，左右各一行，行五[3]，踝上各一行，行六穴[4]。髓空[5]在脑后三分，在颅际锐骨之下[6]，一在龂基下[7]，一在项后中复骨下[8]，一在脊骨上空在风府上。脊骨下空，在尻骨下空[9]。数髓空在面侠鼻[10]，或骨空在口下当两肩[11]。两髆骨空，在髆中之阳。臂骨空在臂阳，去踝四寸两骨空之间[12]。股骨上空在股阳，出上膝四寸。骱骨空在辅骨之上端[13]。股际骨空在毛中动脉下[14]。尻骨空在髀骨之后，相去四寸[15]。扁骨有渗理凑[16]，无髓孔，易髓无空[17]。

【注释】

①尻上五行，行五：即尻骨向上，共十五行，每行五穴。详见水热穴论。

②伏兔上两行，行五：指伏兔上腹部有二行，每行五穴。详见水热穴论。

③左右各一行，行五：指伏兔上腹部又左右各有一行，每行五穴。详见水热穴论。

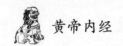

④踝上各一行，行六穴：指内踝上各有一行，每行六穴。详见水热穴论。

⑤髓空：即骨空，为通髓之处，精髓气血由此出入。

⑥颅际锐骨之下：意指在颅后锐骨之下的风府穴。

⑦龂（yín 银）基下：王冰注："当颐下骨陷中有穴容豆。《中诰》名下颐。"《类经》八卷第十九注："唇内上齿缝中曰龂交，则下齿缝中当为'龂基'下者，乃颐下正中骨螺也。"龂，同龈。

⑧复骨下：指大椎之上，伏而不显之椎下的哑门穴。王冰注："瘖门穴也。"《类经》八卷第十九注："即大椎上骨节空也。复当作伏，盖项骨三节不甚显。"复，《素问识》云："然伏复通用，骨蒸复连，或作伏连。一伏时，本是一复时。"

⑨尻骨下空：指长强穴。新校正云："按《甲乙经》长强在脊骶端，正在尻骨下。"

⑩数髓空在面侠鼻：《类经》八卷第十九注："数，数处也。在面者，如足阳明之承泣、巨龂，手太阳之颧龂，足太阳之睛明，手少阳之丝竹空，足少阳之瞳子龂，听会。侠鼻者，如手阳明之迎香等处。皆在面之骨空也。"

⑪或骨空在口下当两肩：王冰注："谓大迎穴也。"按《甲乙》卷三第十云："大迎一名髓孔，在曲颔前一寸三分骨陷中"。故大迎处亦为髓空。

⑫臂骨空在臂阳，去踝四寸两骨空之间：指在前臂背侧，尺骨茎突之上四寸，尺骨与桡骨之间的三阳络。踝，指尺骨茎突。

⑬在辅骨之上端：指足阳明之犊鼻穴。

⑭毛中动脉下：张志聪注："股际者，谓两大腿骨之上小腹下之横骨，在两股骨之间，毛中动脉之下。"

⑮骬骨之后，相去四寸：王冰注："是谓尻骨八膠也。"

⑯扁骨有渗理凑：《类经》八卷第十九注："扁骨者，对圆骨而言，凡圆骨内皆有髓，有髓则有髓空，若扁骨则但有血脉渗灌之理而内无髓。"凑，与腠通。

⑰易髓无空：指扁骨无髓空，以渗腠理而代髓之功，故无空。易，代也。《汉书》周昌传："无以易尧。"

【语译】

治疗诸水病的俞穴有五十七穴，尻以上有五行，每行五穴，计二十五穴；伏兔之上两行，每行五穴，又左右各一行，每行五穴，计四五二十穴；足内踝之上各一行，每行六穴，计十二穴。以上共五十七穴。髓空在脑后三分，颅骨边际锐骨下的风府，一空在断基下面的下颐，一空在项后复骨的下面，一空在脊椎骨上空，当风府穴上面的脑户。脊骨下空在尻骨下面的长强处。有数空是在面部和鼻孔的两旁，或有空是在口下面，正当迎于两肩的大迎。两

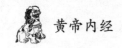

肩髃的骨空，是在肩髃的外侧。臂骨之空是在前臂的外侧，去尺骨茎突之上四寸两骨空之间。股骨上的骨空，在股骨的外侧上膝四寸。骱骨的骨空是在辅骨上端的犊鼻。股际的骨空，是在腹部的阴毛中的动脉下面。尻骨空是髀部后方相去四寸的八髎。扁骨有渗灌血脉之纹理，而没有髓空，其渗腠理而代髓之功，全靠渗濡之纹理，所以无空。

【原文】

灸寒热之法，先灸项大椎，以年为壮数①，次灸橛骨②，以年为壮数，视背俞陷者灸之③，举臂肩上陷者灸之，两季胁之间④灸之，外踝上绝骨之端⑤灸之，足小指次指间⑥灸之，腨下陷脉⑦灸之，外踝后⑧灸之，缺盆骨上切之坚痛如筋者灸之，膺中陷骨间⑨灸之，掌束骨下⑩灸之，脐下关元三寸灸之，毛际动脉⑪灸之，膝下三寸分间⑫灸之，足阳明跗上动脉⑬灸之，巅上⑭一灸之，犬所啮之处⑮灸之三壮，即以犬伤病法灸之，凡当灸二十九处。伤食灸之，不已者，必视其经之过于阳者⑯，数刺其俞而药之。

【注释】

①以年为壮数：即按病人年龄大小决定施灸壮数的多少。如五岁灸五壮，十岁灸十壮等。《梦溪笔谈》云："医用艾一灼，谓之一壮，以壮人为法也，其言若干壮，

壮人当依此数，老幼羸弱，量力减之。"

②橛骨：即脊骶骨，此指长强穴。

③背俞陷者灸之：指膀胱经在背部的俞穴，若因经气不足而陷下者，即灸之。

④两季胁之间：《太素》卷二十六灸寒热法注："季胁本侠脊京门穴也。"

⑤绝骨之端：指足少阳经阳辅穴。

⑥足小指次指间：指足少阳经的侠溪穴。

⑦腨下陷脉：指足太阳经承山穴。

⑧外踝后：指足太阳经昆仑穴。

⑨膺中陷骨间：指任脉的天突穴。

⑩掌束骨下：王冰注："阳池穴也。"高士宗注："束骨，横骨也。掌束骨下，犹言掌下束骨，谓横骨缝中大陵二穴。"按：以上二说，皆无确据，考《甲乙》阳池虽可以疗寒热，然在手背腕上陷者中，大陵在掌后两筋间陷者中，但不疗寒热，而足束骨下有足太阳经束骨穴主疗寒热，据此，"掌"字似衍。故暂从王注。

⑪毛际动脉：指足阳明经气冲穴。

⑫膝下三寸分间：指足阳明经足三里穴。

⑬跗上动脉：指足阳明经冲阳穴。

⑭巅上：指督脉百会穴。

⑮犬所啮（niè 聂）之处：《类经》二十一卷第四十

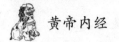

二注："犬伤令人寒热者，古有灸法如此，故云然也。"《铜人》卷五云："外丘……今附猘犬所伤，毒不出，发寒热，速以三壮，又可灸所齿之处，立愈。"啮，同齿，齿，咬也。

⑯必视其经之过于阳者：诸说不一，《太素》卷二十六灸寒热法注："可刺大经所过之络出血，……阳，络脉也。"马莳注："必视其各部阳经有病者。"《类经》二十一卷第四十二注："过于阳者，阳邪之盛者也。"姑从张注。

【语译】

灸寒热病的方法：先灸项部的大椎穴，根据病人的年龄决定应灸的壮数；其次灸骶骨端的长强穴，也是以病人年龄作为应灸的壮数；察其背部脏腑俞穴有陷凹处灸之举臂时肩上有陷凹的部位灸之；两季胁间的京门穴灸之；足外踝上绝骨之端阳辅穴灸之；足小趾次趾间的侠溪穴灸之；腨下陷凹处的承山穴灸之；外踝后的昆仑穴灸之；缺盆骨上按之坚硬如筋而疼痛处灸之；膺中陷骨间的天突穴灸之；手背腕上陷中的阳池穴灸之；在脐下三寸处的关元穴灸之；毛际动脉处的气冲穴灸之；膝下三寸分肉之间的足三里穴灸之；足阳明足跗上的冲阳穴灸之；头顶上的百会穴灸之；被犬咬伤的部位灸三壮，即按照治犬咬伤的方法灸之；以上灸寒热病的部位共二十九处。伤食发寒热的亦可施灸，若灸之不愈，应诊视其经脉所过阳邪之盛处，多刺其俞穴以泻之，同时还须内服药物以调之。

水热穴论篇第六十一

【题解】

本篇介绍了治疗水病的五十七个俞穴和治疗热病的五十九个俞穴，并且论述了其所以能治疗水病、热病的原理，所以称"水热穴论"。

【原文】

黄帝问曰：少阴何以主肾？肾何以主水？岐伯对曰：肾者至阴也，至阴者盛水也①，肺者太阴也，少阴者冬脉也，故其本在肾，其末在肺②，皆积水也。

帝曰：肾何以能聚水而生病？岐伯曰：肾者谓之关也③，关闭不利，故聚水而从其类也。上下溢于皮肤，故为胕肿④。胕肿者，聚水而生病也。

帝曰：诸水皆生于肾乎？岐伯曰：肾者牝脏⑤也，地气上者属于肾，而生水液也，故曰至阴。勇而劳甚则肾汗出，肾汗出逢于风，内不得入于脏腑，外不得越于皮肤，客于玄府⑥，行于皮里，传为胕肿，本之于肾，名曰风水。所谓玄府者，汗空也。

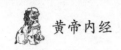

【注释】

①肾者至阴也，至阴者盛水也：王冰注："阴者谓寒也。冬月至寒，肾气合应，故云肾者至阴也。水王于冬，故云至阴者盛水也。"

②其本在肾，其末在肺：肾，足少阴之脉，从肾上贯肝隔，入肺中，所以水病其末在肾，其本在肺。

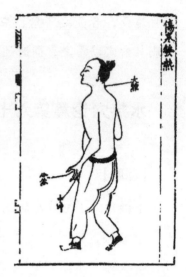

明万历刊本《杨敬斋针灸全书》针灸方图中的伤寒发热取穴图

③肾者胃之关也：《类经》二十一卷第三十八注："关者，门户要会之处，所以司启闭出入也。肾主下焦，开窍于二阴，水谷入胃，清者由前阴而出，浊者由后阴而出，肾气化则二阴通，肾气不化则二阴闭，肾气壮则二阴调，肾气虚则二阴不禁，故曰肾者胃之关也。"

④愠肿：即水气溢于皮肤而致的浮肿。愠，《山海经》东山经云："竹山有草焉，其名曰黄雚，浴之已疥，又可以已愠。"郭璞注："治愠肿也。"

⑤牝脏：指阴性的脏器。王冰注："牝，阴也，亦主阴位，故云牝脏。"

⑥玄府：即汗孔。王冰注："汗液色玄，从空而出，

以汗聚于里，故谓之玄府。府，聚也。"马莳注："汗空虽细微，最为玄远，故曰玄。"王注训玄为黑，义似牵强，马注义尚近。按：玄，在此当有深隐之义，如鼻窍之称玄牝。汗孔细微而深隐，故称玄府。

【语译】

黄帝问道：少阴为什么主肾？肾又为什么能主水呢？岐伯回答说：肾居下焦属水，为阴中之阴，所以称为至阴之脏，水属阴，而主于肾，所以说至阴者，为主水之脏器，肺为太阴，司气化而通调水道，肾属少阴，主水而旺于冬，其脉从肾上贯肝鬲入肺中，故诸水病，其本在肾而标在肺，肺、肾皆可积水而成此病。

黄帝说：肾为什么能聚水而生病呢？岐伯说：肾居下焦，开窍于二阴，为胃之关，关闭不利，则水气停留，同类相从，就可产生水病。水气上下泛溢，留于皮肤，故成为浮肿。浮肿的形成，是因水气积聚而成病。

黄帝说：一切水病都发生在肾吗？岐伯说：肾是阴脏，阴气向上蒸腾属于肾，因而化生水液，故以肾为至阴之脏。若其人逞勇而劳力过度则汗出于肾，若汗出适感风邪，汗孔闭塞，其汗液既不能向内入于脏腑，也不能向外透越皮肤，而停留在玄府，流行于皮肤之中，以致成为浮肿，此病之本是属于肾，又加感受了风邪，所以叫风水。所说的玄府，就是汗孔。

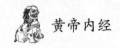

【原文】

帝曰：水俞五十七处者，是何主也？岐伯曰：肾俞五十七穴，积阴之所聚也，水所从出入也。尻上五行行五者①，此肾俞②。故水病下为悁肿大腹，上为喘呼，不得卧者，标本俱病，故肺为喘呼，肾为水肿，肺为逆不得卧，分为相输③，俱受者水气之所留也。伏兔上各二行行五者④，此肾之街也⑤，三阴之所交结于脚也⑥。踝上各一行行六者⑦，此肾脉之下行也，名曰太冲⑧。凡五十七穴者，皆脏之阴络，水之所客也⑨。

【注释】

①尻上五行行五者：即尻骨向上，共分五行，每行五穴，计中行督脉气所发者，脊中、悬枢、命门、腰俞、长强。次侠督脉足太阳脉气所发者，大肠俞、小肠俞、膀胱俞、中膂内俞、白环俞。又次两行足太阳脉气所发者，胃仓、肓门、志室、胞门、秩边。以上共二十五穴。

②此肾俞：《太素》卷十一气穴注："尻上五行，合二十五俞者，有非肾脉所发，皆言肾俞，以其近肾并在肾部之内，肾气所及，故皆称肾俞也。"

③分为相输：《类经》二十一卷第三十八注："言水能分行诸气，相为输应，而俱受病者，正以水气同类，水病则气应，气病则水应，留而不去即为病。"

④伏兔上各二行行五者：王冰注："伏兔上各二行行

五者，腹部正俞侠中行任脉两傍冲脉足少阴会者，有中注、四满、气穴，大赫，横骨当其处也。次侠冲脉、足少阴两傍足阳明脉气所发者，有外陵、大巨、水道、归来、气街当其处也。"

⑤此肾之街也：肾气通行的道路。街，《文选》西京赋："街衢相经。"注："街，大道也。"

⑥三阴之所交结于脚也：即肝、脾、肾三阴之径相交于足、胫的意思。《灵枢》经脉篇云："脾足太阴之脉，……循胫后交出厥阴之前，上膝股内前廉，……肾足少阴之脉，……出腘内廉，上股内后廉，……肝足厥阴之脉，……上踝八寸，交出太阴之后，上腘内廉，循股阴入毛中。"故云三阴之所交结于脚。

⑦踝上各一行行六者：王冰注："有太冲、复溜、阴谷三穴，阴𫘡脉有照海、交信、筑宾三穴。"张志聪注为照海、水泉、大钟、太溪、然谷、涌泉六穴。高士宗注为三阴交、漏谷、商丘、公孙、太白、大都六穴。三说不一，姑从王注。

⑧名曰太冲：《太素》卷十一气穴注："冲脉上出于颃颡，下者注少阴大络，以下伏行出跗循跗，故曰肾脉下行，名曰太冲。"

⑨皆脏之阴络，水之所客也：指以上所述五十七穴皆是阴脏所络部位的俞穴，也是水气所留居的地方。

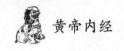
【语译】

黄帝说：治水病的有五十七个俞穴，是哪一脏所主呢？岐伯说：肾所结络的俞穴有五十七个，是阴气积聚的部位，也是水气津液出入的地方。尻骨以上有五行，每行有五个俞穴，计二十五穴，是肾气所及的俞穴。所以水液泛溢之病，在下部则腹以下浮肿，在上部则呼吸喘急，不能平卧，这是标本俱病，因为肺病则喘呼，肾病则水肿，肺为上逆之水气所迫，故不能平卧，所以肺肾标本同病，以致水气相互输应，水气则稽留于皮肤之中。在股部的伏兔以上左右各有二行，每行有五个穴，这是肾气所通行的道路，也是足三阴经相交于足胫的路径。足内踝上各有一行，每行六个俞穴，这是肾脉下行的部分，名之曰太冲。以上所说的五十七个俞穴，都是阴脏结络的部位，也是水气停留的地方。

【原文】

帝曰：春取络脉分肉何也？岐伯曰：春者木始治，肝气始生，肝气急，其风疾，经脉常深，其气少，不能深入，故取络脉分肉间。

帝曰：夏取盛经分腠何也？岐伯曰：夏者火始治，心气始长，脉瘦气弱①，阳气留溢，热熏分腠，内至于经，故取盛经分腠，绝肤②而病去者，邪居浅也。所谓盛经者，阳脉也。

帝曰：秋取经俞③何也？岐伯曰：秋者金始治，肺将收杀，金将胜火④，阳气在合，阴气初胜，湿气及体，阴气未盛，未能深入，故取俞以泻阴邪⑤，取合以虚阳邪⑥。阳气始衰，故取于合。

帝曰：冬取井荥⑦何也？岐伯曰：冬者水始治，肾方闭，阳气衰少，阴气坚盛，巨阳伏沉⑧，阳脉乃去，故取井以下阴逆，取荥以实阳气。故曰：冬取井荥，春不鼽衄⑨。此之谓也。

【注释】

①脉瘦气弱：心属火，主血脉。夏季是火气当令，脉气始长，其气尚微，故谓脉瘦气弱。

②绝肤：透过皮肤的意思。《灵枢》官针篇云："先浅刺绝皮，以出阳邪。"绝，过也。《荀子》劝学篇："而绝江河。"注："绝，过也。"

③经俞：即各经的经穴和俞穴。《类经》二十卷第十八注："经俞者，诸经之经穴俞穴也。俞应夏，经应长夏，皆阳分之穴。"

④金将胜火：火本胜金，

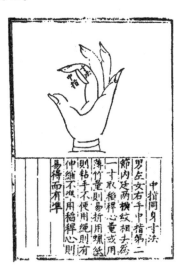

明代高武
《针灸聚英》中的指雨图

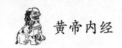

今秋季当今，乃金旺火衰之时，故云金将胜火。马莳注："金气旺，反欲胜火，正以金旺火衰故也。"

⑤取俞以泻阴邪：高士宗注："时方清肃，故阴初胜，白露乃下，故湿气及体，阴气初胜，则阴气来盛，湿气及体，则未深入，故取俞以泻阴湿之邪。"

⑥取合以虚阳邪：《类经》二十卷第十八注："阳气始衰，邪将收敛，故取合穴以虚阳邪也。"

⑦井荥：指各经的井穴和荥穴。

⑧巨阳伏沉，指足太阳之气沉伏潜藏于里。

⑨冬取井荥，春不鼽衄：《太素》卷十一变输注："井为木也，荥为火也，冬合之时，取井荥者，冬阴气盛，逆取其春井写阴邪也。逆取其夏荥补其阳也，故冬无伤寒，春不鼽衄也。"

【语译】

黄帝说：春天针刺时取络脉分肉是为什么呢？岐伯说：春季是木气开始主时，人的肝气开始生发，肝气之性急，其病邪为风气急疾，人的经脉则深伏于内，风气始发，其气尚微，不能深入经脉，所以治疗时需要浅刺，应取络脉分肉之间。

黄帝说：夏天针刺时取盛经分腠是为什么呢？岐伯说：夏天是火气开始主时，人的心气开始盛长，脉瘦气弱，而阳气流溢，其热向外薰蒸于分腠之间，向内则入于经脉，所以应取盛经分腠，针刺时只透过皮肤，而病即可衰去，这是因为邪居于表浅部位的缘故。这里所说的盛经，指的是阳经的经脉。

黄帝说：秋天针刺时取经俞是为什么呢？岐伯说：秋季是金气开始主时，人的肺气即将收敛肃杀，乃金旺火衰之时，阳气开始进入在经脉的合穴，阴气初生，寒湿之气开始犯人，但阴气尚未太盛，还不能深入，所以取俞穴以泻阴邪，取合穴以虚阳邪。因为阳气是初衰，所以应取合穴。

黄帝说：冬天针刺时取井荣是为什么呢？岐伯说：冬秀是水气开始主时，人的肾气开始闭藏，阳气已经衰少，少阴之气是坚盛的，而太阳之气则沉伏于里，其阳脉亦随之而去，所以取井穴以降阴气之上逆，取荣穴以补阳气之不足。因此说：冬季刺井穴荣穴，春天就不患鼻塞和鼻出血的疾病。这就是其中的道理。

【原文】

帝曰：夫子言治热病五十九俞，余论其意，未能领别其处，愿闻其处，因闻其意。岐伯曰：头上五行行五者，以越诸阳之热逆也。大杼、膺俞①、缺盆、背俞②，此八者，以泻胸中之热也③。气街、三里、巨虚上下廉，此八者，以泻胃中之热也④。云门、髃骨、委中、髓空⑤，此八者，以泻四肢之热也。五脏俞傍五⑥，此十者，以泻五

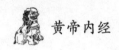

脏之热也。凡此五十九穴者，皆热之左右也⑦。

帝曰：人伤于寒而传为热何也？岐伯曰：夫寒盛则生热也⑧。

【注释】

①膺俞：即中府穴。王冰注："膺俞者，膺中之俞也，正名中府。"

②背俞：即风门穴。王冰注："背俞即风门热府俞也。"

③以泻胸中之热也：以此八穴，前后近胸，故泻胸中之热。

④以泻胃中之热也：以此八穴，皆为足阳明胃经之俞穴，故能泻胃中之热。

⑤髓空：《太素》卷十一气穴注："髓空在腰，一名腰俞。"张志聪注："髓空即横骨穴，所谓股际骨空，在毛中动下，属足不阴肾经。"按：腰俞只有一次，与"此八者"之数不合，故从张注。

⑥五脏俞傍五：指背部五脏俞穴之傍五穴，即魄户、神堂、魂门、意舍、志室五穴。

⑦皆热之左右也：《太素》卷十一气穴注："皆热病左右之榆也。"吴崐注："左右习近也。"今从《太素》注。乃概言五十九穴皆治热病左右之俞穴。

⑧夫寒盛则生热也：寒邪束于表，则阳气郁于里，待

阳气外出则寒化为热。所以说寒盛则生热。

【语译】

黄帝说：先生所说治热病的五十九个俞穴，我已知其大意，但不能识别清楚它的具体部位，我想听您讲清这些俞穴的部位，及其所以能治疗热病的道理。岐伯说：头上五行，每行五穴，可以泻越诸阳经上逆的热邪。大杼、中府、缺盆、风门，左右共八穴，可以清泻胸中的热邪。气冲、足三里、巨虚上廉、巨虚下廉，左右共八穴，可以泻胃中的热。云门、肩髃、委中、横骨，左右共八穴，可以泻四肢的热。五脏俞之傍有五穴，左右共十穴，可以泻五脏的热邪。以上五十九个俞穴，是治疗热病的左右要穴。

黄帝说：人伤于寒邪，而发生热病是为什么呢？岐伯说：若寒邪极盛，阳气郁遏就会发热。

卷第十七

调经论篇第六十二

【题解】

调经，即调治经络。本篇内容，说明了经络是气血运

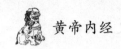

行和沟通脏腑内外的道路，邪气可以由经络传入脏腑或传出体表，所以治疗上要调治经络；并且讨论了运用针刺治疗脏腑经络寒热虚实病变的原理、证状和补泻手法，所以篇名"调经论"。

【原文】

黄帝问曰：余闻刺法言，有余写之，不足补之。何谓有余，何谓不足？岐伯对曰：有余有五，不足亦有五，帝欲何问？帝曰：愿尽闻之。岐伯曰：神①有余有不足，气有余有不足，血有余有不足，形有余有不足，志有余有不足，凡此十者，其气不等②也。

【注释】

①神：《甲乙经》卷六第三此下有"有"字。下文"气"、"血"、"形"、"志"仿此。

②此十者、其气不等：神、气、血、形、志分属于五脏而各有虚实之异，故十者皆不等。王冰："神属心，气属肺，血属肝，形属脾，志属肾，以各有所宗，故不等也。"张介宾："神属心，气属肺，血属肝，形属脾，志属肾，各有虚实，故其气不等。"

【语译】

黄帝问道：我听到刺法上说，病有余的用泻法，病不足的用补法。怎样为有余，怎样为不足呢？岐伯回答说：

有余的有五种，不足的也有五种，您要问哪一种呢？黄帝道：请全部讲给我听。岐伯说：神有有余和不足，气有有余和不足，血有有余和不足，形有有余和不足，志有有余和不足。以上共十种，其气各不相等。

【原文】

帝曰：人有精、气、津、液、四支、九窍、五藏、十六部①、三百六十五节②，乃生百病；百病之生，皆有虚实。今夫子乃言有余有五，不足亦有五，何以生之乎？岐伯曰：皆生于五藏也。夫心藏神，肺藏气，肝藏血，脾藏肉，肾藏志。而此成形，志意通，内连骨髓③，而成身形五藏④。五藏之道，皆出于经隧⑤，以行血气；血气不和，百病乃变化而生，是故守经隧焉。

【注释】

①十六部：张志聪作手足经脉十二、蹻脉二、督脉一、任脉一，共十六部；王冰、张介宾、马莳、吴崐作手足二、九窍九、五脏五，共十六部；高世栻作两肘、两臂、两䯒、两股、身之前后左右、头之前后左右，共十六部。按以上三种说法，根据经文上下文义，当作经脉解较妥。

②三百六十五节：人体有三百六十五处骨节，每骨节有一孔穴，故也有三百六十五个孔穴；它们是正经分出的络脉所分布的地方，所以又有三百六十五络；气血在络脉

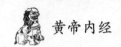

会聚，故又称"三百六十五会"。《灵枢，九针十二原》："节之交，三百六十五会。"《灵枢·邪气藏府病形》："十二经脉三百六十五络，……。"此处应灵活理解。

③志意通，内连骨髓：志，肾所主，此处指肾气；意，脾所主，此处指脾气；骨髓，肾精所化。全句是说肾气和脾气相交通，外在形体与内在骨髓相联系。

④五藏：马莳、高世栻等均认为此二字为衍文。

⑤经隧：《甲乙经》卷六第三作"经渠"。较大的经脉主干潜行于深部，故称"经隧"。张介宾："隧，潜道也。经脉伏行，深而不见，故曰经隧。"

【语译】

黄帝问道：人体有精、气、津、液、四肢、九窍、五脏、十六部、三百六十五节，能够发生各种疾病；而各种疾病的发生，又各有虚实的不同。现在先生只说有余的有五种，不足的也有五种，究竟是怎样发生的呢？岐伯答道：都是生于五脏的。心主藏神，肺主藏气，肝主藏血，脾主藏肉，肾主藏志。而这里已经形成的形体，是由于先天肾气与后天脾气相交通，外在形体与内在骨髓相联系，才能形成人的形体五脏。五脏之间的相互联系，都是通过经隧以运行血气；如果血气不能调和，各种疾病也就由此变化而生，所以治疗上要抓住经隧这个关键啊！

【原文】

帝曰：神有余不足何如？岐伯曰：神有余则笑不休，神不足则悲①。血气未并②，五藏安定，邪客于形，洒淅起于毫毛，未入于经络也，故命曰神之微③。

帝曰：补写奈何？岐伯曰：神有余则写其小络之血④，出血，勿之深斥⑤，无中其大经，神气乃平；神不足者，视其虚络，按⑥而致之，刺而利⑦之，无出其血，无泄其气，以通其经，神气乃平。

帝曰：刺微奈何？岐伯曰：按摩勿释，着针勿斥⑧，移气于不足，神气乃得复。帝曰：善！

【注释】

①悲：《甲乙经》卷六第三、《黄帝内经太素》卷二十四虚实补泻均作"忧"。

②并：兼并，引申为偏聚。

③神之微：心经的微邪。张介宾："此外邪之在心经也，浮浅微邪，在脉之表，神之微病也。"

④血：《素问注证发微》、守山阁本《黄帝内经素问》均改作"脉"。

⑤斥：开拓、扩大。此处作"推进"解。

⑥按：《甲乙经》卷六第三、《黄帝内经太素》卷二十四虚实补泻均作"切"。

⑦利：《甲乙经》卷六第三作"和"。

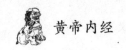

⑧按摩勿释，着针勿斥：着，附着、附上。比喻针刺非常浮浅，只刺在皮肤上。马莳："按摩其病处，勿释其手，着针其病处，勿推其针。"

【语译】

黄帝问道：神有余和不足有哪些表现？岐伯说：神有余则喜笑不止，神不足则常悲忧。如果血气没有发生偏聚，五脏生理功能正常，此时邪气客于形体，洒淅恶寒，病起于毫毛而未侵入经络，这就叫神（心）病微邪。

黄帝又问：治疗上怎样运用补泻的方法？岐伯说：神有余就刺其小络使之出血，不要深刺，以免刺伤大经，这样神气才能平和；神不足就视其虚络所在，用按摩引导气血达于虚络之中，用针刺疏利使气血运行，不要使之出血，也不要使气外泄，只要疏通经脉，神气也就平和了。

黄帝又说：针刺治疗微邪，怎样施行？岐伯说：在按摩的同时，用针浅刺在皮肤上，不要向里进针，只使经气移行于不足之处，神气就可以恢复了。黄帝说：讲得好！

【原文】

气①有余不足奈何？岐伯曰：气有余则喘咳上气，不足则息利少气②。血气未并，五藏安定，皮肤微病，命曰白气微泄③。

帝曰：补写奈何？岐伯曰：气有余则写其经隧，无伤其经，无出其血，无泄其气④；不足则补其经隧，无出其气。

帝曰：刺微奈何？岐伯曰：按摩勿释，出针视之日，我将深之，适人必革⑤，精气自伏⑥，邪气散乱，无所休息，气泄腠理，真气乃相得。帝曰：善！

【注释】

①气：原本无，据《黄帝内经太素》卷二十四虚实补泻及上下文义补。

②息利少气：呼吸虽通利，但气息短少。又《灵枢·本神》曰："肺气虚则鼻塞不利，少气。"供参考。

③白气微泄：肺气微虚的意思。马莳："肺主皮肤，皮肤微病，命曰白气微泄。盖肺属金，为色之白也。"高世栻："微泄，犹言微虚也。"

④无伤其经，无出其血，无泄其气：此三句与"写其经隧"似有矛盾，存疑待考。译文依旧。

⑤适人必革：张介宾："适。至也。革，变也。……适人必革者，谓针之至人，必变革前说，而刺仍浅也。"

⑥伏：藏匿，埋伏。引申为内守。

【语译】

气有余和不足有哪些表现？岐伯说：气有余就喘咳而气上逆，气不足就呼吸虽通利而气息短少。如果血气没有发生偏聚，五脏生理功能正常，只是皮肤受微邪而病，就叫做肺气微虚。

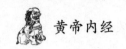

　　黄帝又道：治疗上怎样运用补泻的方法？岐伯说：气有余就泻其经隧，但不要伤及经脉，不要使其出血，也不要使经气外泄；气不足就补其经隧，不要使经气外泄。

　　黄帝又问道：针刺治疗皮肤微病，怎样施行？岐伯说：在按摩的同时，把针拿出来给病人看，并伴告说："我准备深刺"，但在实际针刺时还是刺得较浅，这样病人的精气就自然内守，而不与邪气相结，邪气散乱于浅表，没有它可以附着停留的地方，就由腠理而发泄于外，于是真气就恢复正常了。黄帝说：讲得好！

【原文】

　　血有余不足奈何？岐伯曰：血有余则怒，不足则恐①。血气未并，五藏安定，孙络外②溢，则络③有留血。

　　帝曰：补写奈何？岐伯曰：血有余，则写其盛经出其血；不足，则视④其虚经，内针其脉中，久留而视⑤，脉大⑥，疾出其针，无令血泄。

　　帝曰：刺留血奈何？岐伯曰：视其血络，刺出其血，无令恶血得入于经，以成其疾。帝曰：善！

【注释】

　　①恐：新校正："按全元起本，'恐'作'悲'，《甲乙》及《太素》并同。"

　　②外：原作"水"，据《甲乙经》卷六第三、《黄帝内经太素》卷二十四虚实补泻改。

③络：原作"经"，据《甲乙经》卷六第三改。

④视：《黄帝内经太素》卷二十四虚实补泻作"补"。

⑤久留而视：《甲乙经》卷六第三作"久留之血至"。《黄帝内经太素》卷二十四虚实补泻作"久留血至"。

⑥脉大：指针下气感增强的现象。

【语译】

血有余和不足有哪些表现？岐伯说：血有余则发怒，血不足则恐惧。如果血气没有发生偏聚，五脏生理功能正常，只是孙络中有血液外溢的现象，则说明络脉中已有瘀血留滞。

黄帝说：治疗上怎样运用补泻的方法？岐伯说：血有余，就泻其气血充盛的经脉，针刺使其出血；血不足，就视其虚经所在，将针刺入其经脉之中，并留针候气，待到针下感觉有较强的经气来至，就迅速出针，不要使其出血。

黄帝又问：针刺治疗留血，怎样施行？岐伯说：视其留血所在的络脉，针刺使其出血，使留滞的坏血不致于入于经脉，从而引起其他的疾病。黄帝说：讲得好！

【原文】

形有余不足奈何？岐伯曰：形有余则腹胀，泾溲不利①，不足则四支不用。血气未并，五藏安定，肌肉蠕动，命曰微风②。

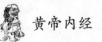

帝曰：补写奈何？岐伯曰：形有余则写其阳经③，不足则补其阳络③。

帝曰：刺微奈何？岐伯曰：取分肉间，无中其经，无伤其络，卫气得复，邪气乃索④。帝曰：善！

【注释】

①泾溲不利：指大小便不利。王冰："泾，大便；溲，小便也。"

②微风：肌肉跳动属风，而"蠕动"则微，故称"微风"。马莳："风或客之肌肉，如蠕虫之动然，而风气尚微，命曰微风。"

③阳经、阳络：张志聪："阳，谓阳明也。阳明与太阴为表里。盖皮肤气分为阳，脾所主在肌肉，故当从阳而补泻。泻刺其经者，从内而出于外也；补刺其络者，从外而入于内也。"

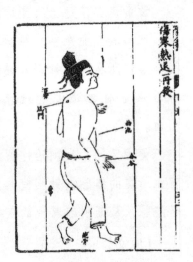

明万历刊本《杨敬斋针灸全书》针灸方图中的伤寒热退再发取穴图

④索：离散。

【语译】

形有余和不足有哪些表现？岐伯说：形有余就出现腹胀，大小便不通畅；形不足就出现四肢软弱无力。如果血气没有发生偏聚，五脏生理功能正常，只出现肌肉蠕动，那就叫"微风"。

黄帝又说：治疗上怎样运用补泻的方法？岐伯说：形有余，就针刺泻其阳经；形不足，就针刺补其阳络。

黄帝又问：针刺治疗微风，怎样施行？岐伯说：针刺其分肉之间，不要刺在经脉中，也不要损伤其络脉，只要促使卫气得以恢复，邪气就能消散。黄帝说：讲得好！

【原文】

志有余不足奈何？岐伯曰：志有余则腹胀飧泄，不足则厥。血气未并，五藏安定，骨节有动①。

帝曰：补写奈何？岐伯曰：志有余则写然筋②血者；不足则补其复溜③。

帝曰：刺未并奈何？岐伯曰：即取之，无中其经，邪所乃能立虚④。帝曰：善！

【注释】

①动：《甲乙经》卷六第三作"伤"。动，训为"疼痛"。盖古文"动"通"恸"而"恸"与"痛"音同义近，故借之。如《骨空论》有"缺盆骨上切之坚痛如筋者灸之"句，其中"痛"字，《甲乙经》卷入第一、《黄帝内经太素》卷二十六灸寒热法、《类经》二十一卷第四十二均作"动"。

②然筋：高世栻："然筋即然谷，在足心斜上内侧两

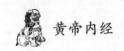

筋之间，故曰然筋。"新校正："杨上善云：然筋当是然谷下筋。再详诸处引然谷者，多云'然骨之前血'者，疑少'骨之'二字，'前'字误作'筋'字。"

③复溜：穴名，属足少阴经，在足内踝上二寸处。

④邪所乃能立虚：新校正："按《甲乙经》'邪所'作'以去其邪'。"高世栻："血气未并，骨节有动之时，当即取之，使病无中其经，庶受邪之所，乃能立虚。立虚者，使邪即去，毋容缓也，此微泻微补之法也。"

【语译】

志有余和不足有哪些表现？岐伯说：志有余就出现腹胀飧泄，志不足则手足厥冷。如果血气没有发生偏聚，五脏生理功能正常时，只感到骨节间有些疼痛。

黄帝又道：治疗上怎样运用补泻的方法？岐伯说：志有余就用泻法针刺然谷出血，志不足就用补法针刺复溜。

黄帝又问：针刺治疗血气尚未偏聚者，怎样施行？岐伯说：就在骨节疼痛处取穴针刺，不要刺在经脉上，邪气就很快被祛除了。黄帝说：讲得好。

【原文】

余已闻虚实之形，不知其何以生。岐伯曰：气血以并①，阴阳相倾②，气乱于卫，血逆③于经，血气离居，一实一虚④。血并于阴，气并于阳，故为惊狂；血并于阳，气并于阴，乃为炅⑤中；血并于上，气并于下，心烦惋⑥

善怒；血并于下，气并于上，乱而喜忘。

【注释】

①气血以并：气血发生了偏聚。这是对上文神、气、血、形、志五者有余不足病机的说明。

②阴阳相倾：倾，不平衡。阴阳相倾，即阴阳偏盛偏衰的不平衡现象。

③逆：《黄帝内经太素》卷二十四虚实所生作"留"。

④血气离居，一实一虚：气与血相随而行，若由于血气偏聚而不能相随，则称为"血气离居"。有血处无气，有气处无血，故云"一实一虚"。张志聪："血离其居，则血虚而气实；气离其居，则气虚而血实。故曰一实一虚。"

⑤炅（jiǒng 炯）：热。

⑥惋（wǎn 碗）：《甲乙经》卷六第三作"闷"。《黄帝内经太素》卷二十四虚实所生作"悗"。悗（mán 瞒），烦闷。"惋"与"悗"古义近。

【语译】

我已听了关于虚实的情形，但不知道它们是怎样产生的。岐伯说：是由于血气发生了偏聚，阴阳出现偏盛偏衰而失去平衡状态，气混乱于卫表，血逆行于经脉，于是血气不得正常地相随运行，形成一实一虚的病理现象。如果血偏聚于阴，气偏聚于阳，就会发生惊狂；如果血偏聚于

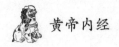

阳，气偏聚于阴，就会出现热中；如果血偏聚于上，气偏聚于下，则表现为心中烦闷，易于发怒；如果血偏聚于下，气偏聚于上，则表现为思维混乱，易于健忘。

【原文】

帝曰：血并于阴，气并于阳，如是血气离居，何者为实，何者为虚？岐伯曰：血气者，喜温而恶寒，寒则泣①不能流，温则消而去之②。是故气之所并为血虚，血之所并为气虚③。

帝曰：人之所有者，血与气耳。今夫子乃言血并为虚，气并为虚，是无实乎？岐伯曰：有者为实，无者为虚；故气并则无血，血并则无气；今血与气相失，故为虚焉。络之与孙脉，俱输④于经；血与气并，则为实焉。血之与气，并走于上，则为大厥，厥则暴死⑤；气复反则生，不反则死。

【注释】

①泣：凝涩的意思。

②消而去之：消，散。去，流走的意思。消而去之，指（血气）散开并流走。

③气之所并……气虚：张介宾："气并于阳则无血，是血虚也；血并于阴则无气，是气虚也。"

④输：《甲乙经》卷六第三作"注"。

⑤暴死：突然昏死。

【语译】

黄帝道：血偏聚于阴分，气偏聚于阳分，象这样血气分离而不能相随运行，哪一方为实，哪一方为虚呢？岐伯说：血气的特性是喜温暖而恶寒冷，寒冷则使其凝涩而不能畅流，温暖则使其消散而流行。因此气偏聚于阳分就形成血虚，血偏聚于阴分就形成气虚。

黄帝又道：人身所有的，不过血与气罢了。现在先生说血偏聚也为虚，气偏聚也为虚，那就没有实了吗？岐伯说：有的一方为实，没有的一方为虚；所以气偏聚的地方就血虚，血偏聚的地方就气虚；现在血与气相分离而不得相随运行，所以是虚了。络脉和孙脉中的血气都流注汇集到经脉，如果血气都汇集并聚于经脉，就成为实了。如果血与气聚集于经脉而上逆，就会发生"大厥"之病，表现为突然昏死；假如血气能复返而下降的就可生还，如不能复返的就将死亡。

【原文】

帝曰：实者何道从来，虚者何道从去？虚实之要，愿闻其故。岐伯曰：夫阴与阳①，皆有俞会②。阳注于阴，阴满之外，阴阳匀平，以充其形，九候若一，命曰平人。夫邪之生也，或生于阴，或生于阳。其生于阳者，得之风雨寒暑；其生于阴者，得之饮食居处，阴阳③喜怒。

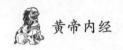
【注释】

①阴与阳：指在内的脏腑（阴）之气血和在外的肌表（阳）之气血。

②皆有俞会：都有俞穴相互流注吏会。

③阴阳：指男女房事。

【语译】

黄帝说：实是从什么地方来的，虚又到哪里去了？关于虚实的要点，请您讲讲它的道理。岐伯说：人体在内的脏腑之气血和在外的肌表之气血，都有俞穴相互流注交会。在外的气血通过俞穴流注于内，在内的气血也通过俞穴满溢于外，内外之气血相互平衡，以充实人的形体，三部九候的脉象也协调一致，就称为"平人"。凡邪气伤人而产生疾病，或从内脏开始，或从肌表开始。从肌表开始的，是由于受了风雨寒暑等外邪的侵袭；从内脏开始的，是由于饮食失宜、起居无常、房事过度和喜怒不节所造成。

【原文】

帝曰：风雨之伤人奈何？岐伯曰：风雨之伤人也，先客于皮肤，传入于孙脉，孙脉满则传入于络脉，络脉满则输于大经脉。血气与邪并客于分腠之间，其脉坚大，故曰实。实者外坚充满，不可按之，按之则痛。

帝曰：寒湿之伤人奈何？岐伯曰：寒湿之中人也，皮肤不收①，肌肉坚紧，荣血泣，卫气去，故曰虚。虚者，聂辟②气不足③，按之则气足以温之，故快然而不痛。帝曰：善！

【注释】

①皮肤不收：《甲乙经》卷六第三、《黄帝内经太素》卷二十四虚实所生作"皮肤收"。皮肤不收，指皮肤松弛而不紧敛。吴崑："不收者，肌肤虚浮，不收敛也。"张介宾："皮肤不收而为纵缓。"

②聂（zhé 辄）辟（bì 壁）：聂，通"摺"。辟，通"襞"，指衣服上的皱褶。聂辟，即折皱的意思；此处指皮肤上的皱纹。

③足：《黄帝内经太素》卷二十四虚实所生此下有"血泣"二字；《甲乙经》卷六第三此下有"血涩"二字。

【语译】

黄帝道：风雨是怎样伤人的？岐伯说：风雨伤人，是先侵入皮肤，然后传入子孙脉，孙脉满就传入络脉，络脉满就传输到大经脉之中。血气与邪气搏结，停滞在分肉腠理之间，病人的脉象坚紧而大，所以说是实症。实症可见到患病部位外形坚实充满，不能按压，按压就痛。

黄帝又问：寒湿是怎样伤人的？岐伯说：寒湿伤人，使人皮肤松弛而不能收敛，肌肉反见坚紧，营血凝涩，卫气散失，所以说是虚症。大凡虚症，多是皮肤松弛而有皱

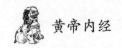

纹，卫气不足，如果按压患处，则局部气就充足而感到温暖，所以病人感到舒服而不痛。黄帝说：讲得好！

【原文】

阴之生实奈何？岐伯曰：喜怒不节①，则阴气上逆，上逆则下虚，下虚则阳气走之，故曰实矣。帝曰：阴之生虚奈何？岐伯曰：喜则气下，悲则气消，消则脉虚空；因寒饮食，寒气熏满②，则血泣气去，故曰虚矣。

【注释】

①喜怒不节：新校正："按经云'喜怒不节则阴气上逆'，疑剩'喜'字。"按古文法，"喜怒"当为偏正词组，意偏在"怒"而不在"喜"。

②熏满：新校正："按《甲乙经》作'动脏'。"《黄帝内经太素》卷二十四虚实所生作"熏脏"。熏满，充满的意思。

【语译】

阴分发生的实症是怎样的？岐伯说：如郁怒不加节制，就会使阴气上逆，阴气上逆则下部空虚，下部阴虚则阳气凑合于下部，所以说是实症。黄帝道：阴分发生的虚症是怎样的？岐伯说：如喜乐太过，则使其气下陷，悲哀太过，就使其气消散；若再吃了寒凉的饮食，使寒气趁虚而充满于经脉，于是血行涩滞而气耗散而去，所以说是虚症。

【原文】

帝曰：经言①阳虚则外寒，阴虚则内热，阳盛则外热，阴盛则内寒，余已闻之矣，不知其所由然也。岐伯曰：阳受气于上焦，以温皮肤分肉之间。今②寒气在外，则上焦不通，上焦不通，则寒气独留于外，故寒栗。帝曰：阴虚生内热奈何？岐伯曰：有所劳倦，形气衰少③，谷气不盛，上焦不行，下脘④不通，胃气热，热气熏胸中⑤，故内热。

帝曰：阳盛生外热奈何？岐伯曰：上焦不通利⑥，则皮肤致密，腠理闭塞，玄府⑦不通，卫气不得泄越，故外热。帝曰：阴盛生内寒奈何？岐伯曰：厥气⑧上逆，寒气积于胸中而不写，不写则温气去，寒独留，则血凝泣，凝则脉不通，其脉盛大以涩，故中寒。

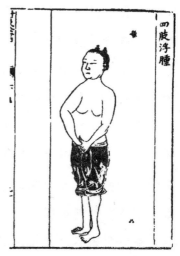

明万历刊本《杨敬斋针灸全书》针灸方图中的四肢浮肿取穴图

【注释】

①经言：引古经语：王冰："经言，谓上古经言也。"

②今：原是"令"，现据文义改。

③形气衰少：形，脾所

639

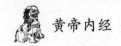

主。形气衰少，脾气虚弱的意思。

④脘：《甲乙经》卷六第三作"焦"。

⑤胃气热，热气熏胸中：《甲乙经》卷六第三作"胃气热熏胸中"。《黄帝内经太素》卷二十四虚实所生作"胃热熏中"。

⑥上焦不通利：肺气不得宣通的意思。

⑦玄府：《甲乙经》卷六第三、《黄帝内经太素》卷二十四虚实所生均无此二字。玄府，即汗孔。

⑧厥气：此处指由下而上逆的阴寒之气。

【语译】

黄帝道：医经上说，阳虚则产生外寒，阴虚则产生内热，阳盛则产生外热，阴盛则产生内寒，我已听说过这些，但不知道它所产生原理。岐伯说：阳是受气于上焦肺的，肺宣发卫气以温养皮肤腠理之间。如现在寒气侵袭于外，则使上焦肺气不能宣通，肺气不能宣通则卫气不能温养肌表，于是寒气独留于外，所以发生恶寒战栗的症状。黄帝又道：阴虚生内热是怎样的？岐伯说：是由于劳倦过度而伤脾，脾气虚弱，运化失健而吸收水谷精微不足，上焦不能宣行水谷之清气，下脘不能传送水谷之浊气，胃气郁遏而生热，热气向上熏于胸中，所以产生内热。

黄帝又问：阳盛产生的外热是怎样的？岐伯说：由于肺气不得宣通，使皮肤紧密而腠理闭塞，汗孔也就不通利，卫气不得泄越于外，所以产生外热。黄帝又问：阴盛生内寒是怎样的？岐伯说：阴寒之气上逆，寒气积聚于胸中而不散，寒气不散则温热之阳气衰耗，而寒气独留于内，以致血液凝涩，血液凝涩则经脉不通畅，其脉盛大而涩，所以产生内寒。

【原文】

帝曰：阴与阳并，血气以并，病形以成，刺之奈何？岐伯曰：刺此者，取之经隧。取血于营，取气于卫①。用形哉，因四时多少高下②。

帝曰：血气以并，病形以成，阴阳相倾，补写奈何？岐伯曰：写实者气盛③乃内针，针与气俱内，以开其门，如利其户；针与气俱出，精气不伤，邪气乃下，外门不闭，以出其疾，摇大其道，如利其路④，是谓大写，必切而出，大气⑤乃屈。帝曰：补虚奈何？岐伯曰：持针勿置，以定其意⑥，候呼内针，气出针入，针空四塞，精无从去，方实而疾出针，气入针出，热不得还，闭塞其门，邪气布散，精气乃得存。动气候时，近气不失，远气乃来，是谓追之⑦。

【注释】

①取血于营，取气于卫：从营分取血，从卫分取气。取：拿走。这是说明需要向患处补血或补气时，可从别处引导气血而入于虚所，或血气有所聚并时应从营分泻出

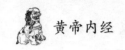

血，从卫分泻出气。

②用形哉，因四时多少高下：应用于病人的形体时，要结合四时气血的多少和病位的高下。

③气盛：吸气则气入于身，故称"气盛"。

④摇大其道，如利其路：摇大针孔，就象开拓不通畅的道路。

⑤大气：指亢盛的邪气。张介宾："大邪之气。"

⑥持针勿置，以定其意：先持针在手，不急于刺入，以安定病人的情绪。

⑦追之：是针刺中的补法。《灵枢·小针解》："追而济之者，补也。"

【语译】

黄帝问道：阴与阳兼并，或者血与气偏聚，疾病因而形成，怎样用针刺治疗？岐伯说：针刺治疗这种疾病，应取其经隧，从营分取血，从卫分取气。在应用于病人形体时，还要结合四时气血的多少和病位的高下。

黄帝又说：血气发生偏聚，疾病因而形成，阴阳之间失去相互平衡，如何应用补泻的方法？岐伯说：泻实的方法是病人的吸气时进针，使针与气同时进去，以打开其邪气外泄的通路，就象打开闭塞的门户一样；出针要待其呼气，使针与气一同出来，精气不受伤，邪气才能退；出针时针孔不要闭合，以利于邪气外出，同时要摇大针孔，就像开拓不通畅的道路一样，这就叫做"大泻"；但必须用左手按压针孔两边而出针，亢盛的邪气才能被制服。黄帝又问：补虚的方法怎样？岐伯说：先持针在手，不要急于刺入，以安定病人的情绪，等病人呼气时进针，使气出而针入，针孔周围密闭，精气不致从针孔外泄；待针下气至而刚有充实感便迅速出针，出针要在病人吸气时，使气入而针出，邪气不得返还于内，并要按闭针孔；邪气能够散发，精气才得以保存。要有动气来至的感觉，必须等待一定时候，已经到来的气不使散失，尚未到来的气能引导而来，这就叫"追"法。

【原文】

帝曰：夫子言虚实者有十，生于五藏，五藏五脉耳，夫十二经脉皆生其①病，今夫子独言五藏；夫十二经脉者，皆络三百六十五节，节有病，必被②经脉，经脉之病皆有虚实，何以合之？岐伯曰：五藏者，故得六府与为表里，经络支节，各生虚实，其③病所居，随而调之。病在脉，调之血；病在血，调之络；病在气，调之卫；病在肉，调之分肉；病在筋，调之筋；病在骨，调之骨。燔针劫刺④其下及与急⑤者；病在骨，焠针⑥药熨；病不知所痛⑦，两跷为上；身形有痛，九候莫病，则缪刺⑧之；痛⑨在于左而右脉病者，巨刺⑩之。必谨察其九候，针道备矣。

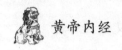

【注释】

①其：《甲乙经》卷六第三、《黄帝内经太素》卷二十四虚实所生作"百"。

②被：及。

③其：《甲乙经》卷六第三、《黄帝内经太素》卷二十四虚实所生此前有"视"字。

④燔（fán 凡）针劫刺：吴崑在此句前补"病在筋"三字，义长。燔，烧。此句是说针刺入后，用火烧针使暖，为治痹证的治法。张介宾："却刺，因火气而劫散寒邪也。"

⑤急：指筋脉拘急。

⑥焠（cuì 脆）针：即火针法。张介宾："按上节言燔针者，盖纳针之后，以火燔之使暖也。此言焠针者，用火先赤其针而后刺之，不但暖也，寒毒固结，非此不可。"

⑦病不知所痛：有病痛但说不清确切部位。

⑧缪刺、巨刺：都是左病刺右、右病刺左的针法，但缪刺是刺络脉，巨刺是刺大经。详见下篇"缪刺论"。

⑨痛：《甲乙经》卷六第三、《黄帝内经太素》卷二十四虚实所生作"病"。

【语译】

黄帝道：先生谈到虚实有十种，都是产生于五脏，但五脏只有五条经脉，而人身十二经脉都能产生病变，先生为什么只讲五脏呢？并且十二经脉都联络到三百六十五节，节如果有了病变，必定波及经脉，经脉之病又都有虚实，怎样与您所谈的相合呢？岐伯说：五脏本来是和六腑为表里的，五脏六腑及其所联系的经络、支节，就会各自发生虚实病变，这就要随其病变所在的部位而进行调治。如病在脉，从血调治；病在血，从络调治，病在气，从卫调治；病在肉，从分肉间调治；病在筋，就从筋调治；病在骨，就从骨调治。又如筋有病，就用燔针劫刺其疼痛之处，要刺到有拘急感的筋脉；如骨有病，就用焠针刺治或用药物温熨病处；如果有病痛但说不清确切部位，应当针刺阴蹻阳蹻为好；若身体有病痛，但九候脉象未见异常，就用缪刺法治疗；如果病痛在左侧而右侧脉搏出现异常，就用巨刺法治疗。必须谨慎地审察病人九候的脉象，然后进行刺治，这样针刺的原理和方法就完备了。

卷第十八

缪刺论篇第六十三

【题解】

缪，交错的意思。缪刺，是左病刺右、右病刺左的一

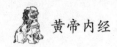

种方法，病位和针刺部位左右交错，故称"缪刺"。本篇首先讨论了这种刺法，所以篇名"缪刺论"。

【原文】

黄帝问曰："余闻缪刺①，未得其意，何谓缪刺？岐伯对曰：夫邪之客于形也，必先舍于皮毛；留而不去，入舍于孙脉；留而不去，入舍于络脉；留而不去，入舍于经脉，内连五藏，散于肠胃；阴阳俱感，五藏乃伤。此邪之从皮毛而入，极于五藏之次也。如此，则治其经焉。今邪客于皮毛，入舍于孙络②，留而不去，闭塞不通，不得入于经，流溢于大络③而生奇病④也。夫邪客大络者，左注右，右注左，上下左右⑤，与经相干，而布于四末，其气无常处，不入⑥于经俞，命曰缪刺。

【注释】

①缪刺：缪，通"谬"，乖错；此处是交错的意思。缪刺，针刺部位与病变部位相交错。

②络：《甲乙经》卷五第三作"脉"。

③大络：较大的络脉。吴崐："十二经支注之大络，《难经》所谓络脉十五者是也。"

④奇病：异于寻常的疾病。

⑤左右：《黄帝内经太素》卷二十三量缪刺无。

⑥入：《甲乙经》卷五第三作"及"。

【语译】

黄帝问道：我听说有一种"缪刺"，但不知道它的意义，究竟什么叫缪刺？岐伯回答说：大凡病邪侵袭人体，必须首先侵入皮毛；如果逗留不去，就进入孙脉；再逗留不去，就进入络脉；如还是逗留不去，就进入经脉，并向内延及五脏，流散到肠胃；这时表里都受到邪气侵袭，五脏于是受伤。这是邪气从皮毛而入，最终影响到五脏的次序。象这样，就要治疗其经脉了。现在邪气从皮毛侵入，进入孙脉、络脉后，就逗留而不去，内外闭塞不通，邪气不得入于经脉，只流溢于大络之中，从而生成一些异常疾病。邪气侵入大络后，在左边的就流窜到右边，在右边的就流窜到左边，或上或下，或左或右，但只影响到络脉而不能进入经脉之中，从而随大络流布到四肢；邪气流窜无一定地方，也不能进入经脉俞穴，这时候采取的刺法就叫做"缪刺"。

【原文】

帝曰：愿闻缪刺，以左取右，以右取左，奈何？其与巨刺，何以别之？岐伯曰：邪客于经，左盛则右病，右盛则左病，亦有移易者①，左痛②未已而右脉先病，如此者，必巨刺③之；必中其经，非络脉也。故络病者，其痛与经脉缪处④，故命曰缪刺。

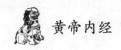

【注释】

①亦有移易者：《甲乙经》卷五第三作"亦有易且移者"。《黄帝内经太素》卷二十三量缪刺作"病亦有易移者"。

②痛：《黄帝内经太素》卷二十三量缪刺作"病"。

③巨刺：巨刺与缪刺同是左病取右、右病取左，其不同点在于巨刺必刺中大经，而缪刺只刺大络。

④痛与经脉缪处：指病痛部位与经脉所在部位不同。这是解释"缪刺"的又一理由。

【语译】

黄帝道：我想听听缪刺法左病右取、右病左取的道理是怎样的？它和巨刺法怎么区别？岐伯说：邪气侵袭到经脉，如果左边经气较盛则右边经脉先病，或右边经气较盛则左边经脉先病；但也有左右相互转移变易的，如左边疼痛尚未好，而右边经脉已开始有病，象这样，就必须用巨刺法；一定要刺中其经脉，因为它不是络脉的病变。所以络病的病痛部位与经脉所在部位不同，因此称为"缪刺"。

【原文】

帝曰：愿闻缪刺奈何？取之何如？岐伯曰：邪客于足少阴之络，令人卒①心痛，暴胀，胸胁支满无积②者，刺然骨之前③出血，如食顷④已；不已⑤，左取右，右取左。

病新发者，取^⑥五日已。

【注释】

①卒（cù醋）：同"猝"。突然。

②无积：胁下没有积聚。说明胸胁支满只是少阴病气旁及两胁所致。

③然骨之前：指然谷穴。

④食顷：一顿饭的工夫。

⑤不已：《甲乙经》卷五第三、《黄帝内经太素》卷二十三量缪刺均无。疑衍，或此下有脱文。

⑥取：《甲乙经》卷五第三、《黄帝内经太素》卷二十三量缪刺均无。

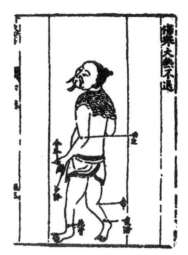

明万历刊本《杨敬斋针灸全书》针灸方图中的伤寒大热不退取穴图

【语译】

黄帝道：我想知道缪刺怎样进行，怎样用于治疗病人？岐伯说："邪气侵入足少阴经的络脉，使人突然发生心痛，腹胀大，胸胁部胀满但并无积聚，针刺然谷穴出些血，大约过一顿饭的工夫，病情就可缓解；如尚未好，左病则刺右边，右病则刺左边。这种病是新近发生的，针刺五天就可痊愈。

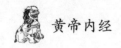
【原文】

邪客于手少阳之络，令人喉痹舌卷，口干心烦，臂外廉痛，手不及头①，刺手中指②次指爪甲上，去端如韭叶，各一痏③。壮者立已，老者有顷已。左取右，右取左。此新病，数日已。

【注释】

①手不及头：因疼痛而不能举手至头。

②中指：新校正："按《甲乙经》关冲穴出小指次指之端，今言中指者，误也。"

③痏（wěi 委）：针灸施术后穴位上的瘢痕。引申为针刺的次数。

【语译】

邪气侵入手少阳经的络脉，使人发生咽喉疼痛痹塞，舌卷，口干，心中烦闷，手臂外侧疼痛，抬手不能至头，针刺手小指侧的次指指甲上方，距离指甲如韭菜叶宽那样远处的关冲穴，各刺一针。壮年人马上就见缓解，老年人稍待一会儿也就好了。左病则刺右边，右病则刺左边。这是新近发生的病，几天就可痊愈。

【原文】

邪客于足厥阴之络，令人卒疝暴痛①，刺足大指爪甲上与肉交②者，各一痏。男子立已，女子有顷已。左取右，右取左。

【注释】

①卒疝暴痛：突然发生疝气，剧烈疼痛。

②爪甲上与肉交：指甲与皮肉交界处。

【语译】

邪气侵袭足厥阴经的络脉，使人突然发生疝气，剧烈疼痛，针刺足大趾爪甲上与皮肉交接处的大敦穴，各刺一针。男子立刻缓解，女子则稍待一会儿也就好了。左病则刺右边，右病则刺左边。

【原文】

邪客于足太阳之络，令人头项肩①痛，刺足小指爪甲上与肉交者，各一痏，立已。不已，刺外踝下②三痏。左取右，右取左。如食顷已③。

【注释】

①肩：《甲乙经》卷五第三、《黄帝内经太素》卷二十三量缪刺此前有"痛"字。

②下：《甲乙经》卷五第三作"上"字。

③如食顷已：《黄帝内经太素》卷二十三量缪刺无。此句当在"刺外踝下三痏"下。

【语译】

邪气侵袭足太阳经的络脉，使人发生头项肩部疼痛，

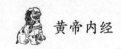

针刺足小趾爪甲上与皮肉交接处的至阴穴，各刺一针，立刻就缓解。如若不缓解，再刺外踝下的金门穴三针，大约一顿饭的工夫也就好了。左病则刺右边，右病则刺左边。

【原文】

邪客于手阳明之络，令人气满胸中，喘息而支胠①，胸中热，刺手大指次指爪甲上，去端如韭叶，各一痏。左取右，右取左。如食顷已。

【注释】

①支胠（qū 区）：胠，腋下的胁肋部。支胠，胁肋部撑胀的意思。

【语译】

邪气侵袭手阳明经的络脉，使人发生胸中气满，喘息而胁肋部撑胀，胸中发热，针刺手大指侧的次指指甲上方，距离指甲如韭菜叶宽那样远处的商阳穴，各刺一针。左病则刺右边，右病则刺左边。大约一顿饭的工夫病就好了。

【原文】

邪客于臂掌之间①，不可得屈，刺其踝②后，先以指按之痛，乃刺之。以月死生为数③，月生一日一痏，二日二痏，十五日十五痏，十六日十四痏。

【注释】

①臂掌之间：指手厥阳经的络脉。高世栻："《经脉篇》曰，心主手厥阴心包络之脉，下臂入掌中，病则臂肘挛急，掌中热，故邪客于臂掌之间，不可得屈。"

②踝：此处指手腕。

③以月死生为数：《黄帝内经太素》卷二十三量缪刺"数"前有"痏"字。望日月圆以后，月亮渐缺为月"死"，朔日月空以后，月亮生光向圆为月"生"。人身经络气血随月亮圆缺而盛衰，所以月圆气血盛，可多刺，月缺气血衰，宜少刺，随日数而增减其病数。自农历初一至十五，痏数日加，自十五至三十，痏数日减。参阅本经《八正神明论》篇。

【语译】

邪气侵入手厥阴经的络脉，使人发生臂掌之间疼痛，不能弯曲，针刺手腕后方，先以手指按压，找到痛处，再用针刺。根据月亮的圆缺确定针刺的次数，例如月亮开始生光，初一刺一针，初二刺二针，以后逐日加一针，直到十五日加到十五针，十六日又减为十四针，以后逐日减一针。

【原文】

邪客于足阳蹻之脉①，令人目痛，从内眦②始，刺外

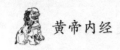
踝之下半寸所③，各二痏。左刺右，右刺左。如行十里顷而已。

【注释】

①足阳蹻之脉：《素问注证发微》无"足"字。《黄帝内经太素》作"阳踏"。高世栻："《脉度篇》：蹻脉从足至目，属目内眦，故邪客于足阳蹻之脉，令人目痛，从内眦始。"

②内眦（zì字）：眼内角。

③外踝之下半寸所：即申脉穴，为阳蹻脉之所生，在外踝下五分之陷凹中。

【语译】

邪气侵入足部的阳蹻脉，使人发生眼睛疼痛，从内眦开始，针刺外踝下面约半寸处的申脉穴，各刺二针。左病则刺右边，右病则刺左边。大约如人步行十里路的工夫就可以好了。

【原文】

人有所堕坠，恶血留内，腹中满胀，不得前后①，先饮利药②。此上伤厥阴之脉，下伤少阴之络。刺足内踝之下、然骨之前血脉出血③，刺足跗上动脉④；不已，刺三毛⑤上各一痏，见血立已。左刺右，右刺左，善悲惊⑥不乐，刺如右方。

【注释】

①不得前后：即大小便不通。

②利药：指通便导瘀的药物。

③血脉出血：新校正："详'血脉出血'，'脉'字疑是'络'字。"

④足跗上动脉：王冰谓阳明经之冲阳穴；张介宾谓厥阴经之太冲穴。此处似应指冲阳穴，其下有明显的动脉搏动。

⑤三毛：即大敦穴。

⑥惊：《甲乙经》卷五第三、《黄帝内经太素》卷二十三量缪刺此前有"善"字。

【语译】

人由于堕坠跌伤，瘀血停留体内，使人发生腹部胀满，大小便不通，要先服通便导瘀的药物。这是由于坠跌，上面伤了厥阴经脉，下面伤了少阴经的络脉。针刺取其足内踝之下、然骨之前的血脉，刺出其血，再刺足背上的动脉；如果病不缓解，再刺足大趾三毛处的大敦穴各一针，出血后病立即就缓解。左病则刺右边，右病则刺左边。假如有好悲伤或惊恐不乐的现象，刺法同上。

【原文】

邪客于手阳明之络，令人耳聋，时不闻音①，刺手大指次指爪甲上，去端如韭叶，各一痏，立闻；不已，刺中指爪甲上与肉交者②，立闻。其不时闻者③，不可刺也。耳中生风④者，亦刺之如此数。左刺右，右刺左。

【注释】

①时不闻音：张志聪："时不闻音，谓有时闻而有时不闻也。"

②中指爪甲上与肉交者：即中冲穴。张介宾："中指爪甲上，手厥阴之井，中冲穴也。以心主之脉出耳后，合少阳完骨之下，故宜取之。"

③其不时闻者：指完全失去听力。张介宾："时或有闻者，尚为可治，其不闻者，络气已绝，刺亦无益，故不可刺也。"

④耳中生风：即耳中鸣响，如有风声。

【语译】

邪气侵入手阳明经的络脉，使人耳聋，间断性失去听觉，针刺手大指侧的次指指甲上方，距离指甲如韭菜叶宽那样远处的商阳穴各一针，立刻

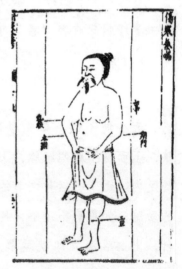

明万历刊本《杨敬斋针灸全书》针灸方图中的伤寒气喘取穴图

就可恢复听觉；如不见效，再刺中指爪甲上与皮肉交接处的中冲穴，马上就可听到声音。如果是完全失去听力的，就不可用针刺治疗了。假如耳中鸣响，如有风声，也采取上述方法进行针刺治疗。左病则刺右边，右病则刺左边。

【原文】

凡痹往来行无常处者①，在分肉间痛而刺之，以月死生为数。用针者随气盛衰②，以为痏数，针过其日数则脱气，不及日数则气不写。左刺右，右刺左。病已，止；不已③，复刺之如法④。月生一日一痏，二日二痏，渐多之，十五日十五痏，十六日十四痏，渐少之。

【注释】

①凡痹往来行无常处者：高世栻："此言往来行痹，不涉经脉，但当缪刺其络脉，不必刺其俞穴也。"

②随气盛衰：谓随着人体在月周期中气血的盛衰。

③不已：《甲乙经》卷五第三作"病如故"。

④法：《甲乙经》卷五第三此下有"以月生死为数"六字。

【语译】

凡是痹症疼痛走窜，无固定地方的，就随疼痛所在而刺其分肉之间，根据月亮盈亏变化确定针刺的次数。凡用针刺治疗的，都要随着人体在月周期中气血的盛衰情况来

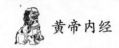

确定用针的次数，如果用针次数超过其相应的日数，就会损耗人的正气，如果达不到相应的日数，邪气又不得泻除。左病则刺右边，右病则刺左边。病好了，就不要再刺；若还没有痊愈，按上述方法再刺。月亮新生的初一刺一针，初二刺二针，逐日加多，十五日加至十五针；十六日又减至十四针，逐日减少。

【原文】

邪客于足阳明之络^①，令人鼽^②衄，上^③齿寒，刺足中指次指^④爪甲上与肉交者，各一痏。左刺右，右刺左。

【注释】

①络：原作"经"，据《甲乙经》卷五第三、《黄帝内经太素》卷二十三量缪刺改。

②鼽（qiú 求）：鼻塞。

③上：《黄帝内经太素》卷二十三量缪刺作"下"。

④中指次指：指足阳明经之厉兑穴，在足次趾的中趾侧（即第二趾外侧）。又王冰注："中当为人，亦传写中大之误也。据《灵枢经》、《孔穴图经》，中指次指爪甲上无穴，当言刺大指次指爪甲上，乃厉兑穴，阳明之井。"《甲乙经》卷五第三作"中指"。供参考。

【语译】

邪气侵入足阳明经的络脉，使人发生鼻塞，衄血，上齿寒冷，针刺足中趾侧的次趾爪甲上方与皮肉交接处的厉兑穴，各刺一针。左病则刺右边，右病则刺左边。

【原文】

邪客于足少阳之络，令人胁痛不得息①，咳而汗出，刺足小指次指爪甲上与肉交者，各一痏，不得息立已，汗出立止；咳者温衣饮食，一日已。左刺右，右刺左，病立已。不已，复刺如法。

【注释】

①胁痛不得息：因护痛而呼吸不畅，呼吸过深则胁痛更剧。

【语译】

邪气侵入足少阳经的络脉，使人胁痛而呼吸不畅，咳嗽而汗出，针刺足小趾侧的次趾爪甲上方与皮肉交接处的窍阴穴，各刺一针，呼吸不畅马上就缓解，出汗也就很快停止了；如有咳嗽的要嘱其注意衣服饮食的温暖，这样一天就可好了。左病则刺右边，右病则刺左边，疾病很快就可痊愈。如果仍未痊愈，按上述方法再刺。

【原文】

邪客于足少阴之络，令人嗌痛，不可内食，无故善怒，气上走贲上①，刺足下中央之脉②，各三痏，凡六刺，立已。左刺右，右刺左③。嗌中肿，不能内，唾时不能出

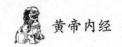

唾者，刺然骨之前出血，立已。左刺右，右刺左。

【注释】

①贲上：就是贲门（胃上口）以上的部位。

②足下中央之脉：《甲乙经》卷五第三"脉"作"络"。张介宾："足下中央少阴之井，涌泉穴也。"

③左刺右，右刺左：高世栻认为此六字为衍文。

【语译】

邪气侵入足少阴经的络脉，使人咽喉疼痛，不能进饮食，往往无故发怒，气上逆直至贲门之上，针刺足心的涌泉穴，左右各三针，共六针，可立刻缓解。左病则刺右边，右病则刺左边。如果咽喉肿起而疼痛，不能进饮食，想咯（kǎ 卡）吐痰涎时不能咯出来，针刺然骨之前使之出血，很快就好。左病则刺右边，右病则刺左边。

【原文】

邪客于足太阴之络，令人腰痛，引少腹、控䏚①"，不可以仰息，刺腰尻之解、两胂之上是腰俞②，以月死生为痏数，发针立已。左刺右，右刺左。

【注释】

①控䏚（miǎo 秒）：控，牵引。䏚胁下虚软处。控䏚，牵引到胁下。

②腰尻之解、两胂（shèn 慎）之上是腰俞：尻，脊骨

的末端，此处指骶骨。肿，夹脊肉。此句是说针刺的穴位在腰骶骨节和夹脊肌肉之上方，穴名叫"腰俞"。因下文有"左刺右，右刺左"句，所以此穴非督脉之"腰俞"，可能相当于第四腰椎棘突下旁开3～4寸凹陷中，今称"腰眼"，主治腰痛等病。

【语译】

邪气侵入足太阴经的络脉，使人腰痛连及少腹，牵引至胁下，不能挺胸呼吸，针刺腰骶骨节和夹脊肌肉之上方的"腰俞"穴，根据月亮圆缺确定用针的次数，出针后马上就好了。左病则刺右边，右病则刺左边。

【原文】

邪客于足太阳之络，令人拘挛背急，引胁而痛①，刺之从项始数脊椎侠背，疾按之应手如痛②，刺之傍三痏，立已。

【注释】

①痛：《甲乙经》卷五第三、《黄帝内经太素》卷二十三量缪刺此下有"内引心而痛"五字。

②如痛：如，而。吴崐："此不拘穴俞而刺，谓之应痛穴。"

【语译】

邪气侵入足太阳经的络脉，使人背部拘急，牵引胁肋

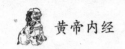
部疼痛，针刺应从项部开始沿着脊骨两傍向下按压，如果按压较重即应手而痛的，就在痛处周围针刺三针，病立刻就好。

【原文】

邪客于足少阳之络，令人留于枢中①痛，髀不可举，刺枢中以毫针，寒则久留针，以月死生为数②，立已。

【注释】

①枢中：即环跳部。

②数：《甲乙经》卷五第三、《黄帝内经太素》卷二十三量缪刺此前有"痏"字。

【语译】

邪气侵入足少阳经的络脉，使人环跳部疼痛，腿股不能举动，以毫针刺其环跳穴，有寒的可留针久一些，根据月亮盈亏的情况确定针刺的次数，很快就好。

【原文】

治诸经刺之，所过者不病，则缪刺之①。耳聋，刺手阳明；不已，刺其通脉出耳前者②。齿龋③，刺手阳明④不已，刺其脉入齿中，立已。

【注释】

①治诸经……缪刺之：高世栻：治诸经刺之，谓治诸经之病，则正刺其经也。所过者不病，谓诸经所过之道，

不为邪客，而不病也。不病，则但在于络，故缪刺之。"

②通脉出耳前者：指听宫穴。《甲乙经》卷五第三
"通"作"过"。

③齿龋（qǔ取）：蛀牙。

④明：《甲乙经》卷五第三此下有"立已"二字。

【语译】

治疗各经疾病用针刺的方法，如果经脉所经过的部位
未见病变，就应用缪刺法。耳聋针刺手阳明经商阳穴，如
果不好，再刺其经脉走向耳前的听宫穴。蛀牙病刺手阳明
经的商阳穴，如果不好，再刺其走入齿中的经络，很快就
见效。

【原文】

邪客于五藏之同，其病也，脉引而痛，时来时止，视
其病①，缪刺之于手足爪甲上，视其脉，出其血，间日一
刺，一刺不已，五刺已。缪传②引③上齿，齿唇寒痛④，视
其手背脉血者去之，足⑤阳明中指爪甲上一痏，手大指次
指爪甲上各一痏，立已。左取右，右取左。

【注释】

①病：《甲乙经》卷五第三、《黄帝内经太素》卷二
十三量缪刺此下有"脉"字。义长。

②缪传：交错感传。手阳明之脉入下齿中，还出挟

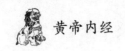

口，交人中；足阳明之脉入上齿中，还出挟口环唇，下交承浆。故阳明之脉有病，可上下左右交错感传。张志聪："谓手阳明之邪缪传于足阳明之脉也。"

③引：《黄帝内经太素》卷二十三量缪刺作"刺"。

④痛：《甲乙经》卷五第三无。

⑤足：《甲乙经》卷五第三此上有"刺"字。

【语译】

邪气侵入到五脏之间，其病变表现为经脉牵引作痛，时痛时止，根据其病的情况，在其手足爪甲上进行缪刺法，择有血液郁滞的络脉，刺出其血，隔日刺一次，一次不见好，连刺五次就可好了。阳明经脉有病气交错感传而牵引上齿，出现唇齿寒冷疼痛，可视其手背上经脉有郁血的地方针刺出血，再在足阳明中趾爪甲上刺一针，在手大指侧的次指爪甲上的商阳穴各刺一针，很快就好了。左病则刺右边，右病则刺左边。

【原文】

邪客于手足少阴太阴足阳明之络，此五络皆会于耳中，上络左角①，五络俱竭，令人身脉皆动，而形无知也，其状若尸，或曰尸厥②。刺其足大指内侧爪甲上③去端如韭叶，后刺足心，后刺足中指爪甲上，各一痏，后刺手大指内侧④去端如韭叶，后刺手⑤少阴锐骨之端，各一痏，立已。不已以竹管吹其两耳⑥，鬄⑦其左角之发，方一寸，燔治⑧，饮以美酒一杯，不能饮者灌之，立已。

【注释】

①上络左角：马莳："络于左耳之额角。"

②尸厥：王冰："五络闭结而不通，故其状若尸也，以是从厥而生，故或曰尸厥。"马莳："身脉虽动而昏晕迷心，其形任人推呼而无有知觉，状类于尸，名曰尸厥。"

③爪甲上：《黄帝内经太素》卷二十三量缪刺作"甲下"。

④侧：《甲乙经》卷五第三此后有"爪甲"二字。

⑤手：此下原有"心主"二字，考之五络并无手心主，且此处亦未云刺其何穴，当为衍文；此据《甲乙经》卷五第三、《黄帝内经太素》卷二十三量缪刺删。

⑥以竹管吹其两耳：《甲乙经》卷五第三、《黄帝内经太素》卷二十三量缪刺"管"作"筒"。《甲乙经》"耳"下有"中"字。

⑦鬄（tì剃）：剃发。

⑧方一寸，燔治：方一寸，《甲乙经》卷五第三、《黄帝内经太素》卷二十三量缪刺作"方寸"。燔治，烧制为末。

【语译】

邪气侵入到手少阴、手太阴、足少阴、足太阴和足阳明的络脉，这五经的络脉都聚会于耳中，并上绕左耳上面

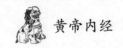

的额角，假如由于邪气侵袭而致此五络的真气全部衰竭，就会使全身经脉都振动，而形体失去知觉，就象死尸一样，有人把它叫做"尸厥"。这时应当针刺其足大趾内侧爪甲上距离爪甲有韭菜叶宽那么远处的隐白穴，然后再刺足心的涌泉穴，再刺足中趾爪甲上的厉兑穴，各刺一针；然后再刺手大指内侧距离爪甲有韭菜叶宽那么远处的少商穴，再刺手少阴经在掌后锐骨端的神门穴，各刺一针，当立刻清醒。如仍不好，就用竹管吹病人两耳之中，并把病人左边头角上的头发剃下来，取一方寸左右，烧制为末，用好酒一杯冲服，如因失去知觉而不能饮服，就把药酒灌下去，很快就可恢复过来。

【原文】

凡刺之数①，先视其经脉，切而从②之，审其虚实而调之；不调者，经刺③之；有痛而经不病者，缪刺之，因④视其皮部有血络者尽取之。此缪刺之数也。

【注释】

①数：技术方法。

②从：《甲乙经》卷五第三作"循"。

③经刺：即巨刺。

④因：《甲乙经》卷五第三作"目"。

【语译】

大凡刺治的方法，先要根据所病的经脉，切按推寻，详审其虚实而进行调治；如果经络不调，先采用经刺的方法；如果有病痛而经脉没有病变，再采用缪刺的方法，要看其皮部是否有郁血的络脉，如有应全部把郁血刺出。以上就是缪刺的方法。

四时刺逆从论篇第六十四

【题解】

四时更替，阴阳升降，人体五脏与四时相应，气血随之而变化，所以针刺也要随其变化而进行。顺应四时而施刺谓之从，违反四时而施刺谓之逆。本篇内容主要讨论了上述问题，所以称"四时刺逆从论"。

【原文】

厥阴有余，病阴痹①；不足，病生热痹②；滑③则病狐疝风④；涩⑤则病少腹积气。少阴有余，病皮痹⑤隐轸⑥；不足，病肺痹⑦；滑则病肺风疝；涩则病积，溲血。太阴有余，病肉痹寒中；不足，病脾痹，滑则病脾风疝；涩则病积，心腹时满。阳明有余，病脉痹，身时热；不足，病心痹；滑则病心风疝；涩则病积，时善惊。太阳有余，病骨痹身重；不足，病肾痹；滑则病肾风疝；涩则病积，善时⑦巅疾。少阳有余，病筋痹胁满，不足，病肝痹；滑则病肝风疝；涩则病积，时筋急目痛。

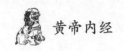

【注释】

①阴痹：与热痹相对而言，是指偏于寒性的痹证。痹证，是由邪气留着，血气运行闭阻而导致的疼痛病症。参阅本经《痹论》篇。

②热痹：痹痛而有灼热感，是由阴气不足，阳邪偏胜所致。《痹论》篇曰："其热者，阳气多，阴气少，病气胜，阳遭阴，故为痹热。"

③滑、涩：此处是指人体气血运行的两种不正常的状态。滑者流行太过，收摄不及，故易生"风疝"之病；涩者运行迟缓，气血不畅，故易致"积气"之类疾病。以下皆同。

④狐疝风：依下文例，似应作"狐风疝"。张介宾："疝者，前阴少腹之病，男女五脏皆有之。狐之昼伏夜出，阴兽也。疝在厥阴，其出入上下不常，与狐相类，故曰狐疝风。此非外入之风，乃以肝邪为言也。""风"作"气"解。

⑤皮痹、肺痹：肺外合于皮，故外邪先客于皮而为皮痹，是实邪所致，故称"有翼"

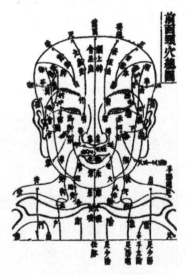

明代张介宾《类经图中的前面头穴总图

余"；皮痹久不愈，则内舍于肺，即为肺痹，此肺气已虚，故云"不足"。以下诸痹皆仿此。

⑥隐轸：《甲乙经》卷四第一作"瘾疹"。义同。

⑦善时：《甲乙经》卷四第一作"时善"。

【语译】

厥阴之气有余，可以发生阴痹；不足则发生热痹；气血过于滑利则患狐疝风：气血运行涩滞则形成少腹中有积气。少阴之气有余，可以发生皮痹和隐疹；不足则发生肺痹；气血过于滑利则患肺风疝；气血运行涩滞则病积聚和尿血。太阴之气有余，可以发生肉痹和寒中；不足则发生脾痹；气血过于滑利则患脾风疝；气血运行涩滞则病积聚和心腹胀满。阳明之气有余，可以发生脉痹，身体有时发热；不足则发生心痹；气血过于滑利则患心风疝；气血运行涩滞则病积聚和不时惊恐。太阳之气有余，可以发生骨痹、身体沉重；不足则发生肾痹；气血过于滑利则患肾风疝；气血运行涩滞则病积聚，且不时发生巅顶部疾病。少阳之气有余，可以发生筋痹和胁肋满闷；不足则发生肝痹；气血过于滑利则患肝风疝；气血涩滞则病积聚，有时发生筋脉拘急和眼目疼痛等。

【原文】

是故春气在经脉，夏气在孙络，长夏气在肌肉，秋气在皮肤，冬气在骨髓中。

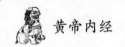

帝曰：余愿闻其故。岐伯曰：春者，天气始开，地气始泄，冻解冰释，水行经通，故人气在脉。夏者，经满气溢，入孙络受血，皮肤充实。长夏者，经络皆盛，内溢肌中。秋者，天气始收，腠理闭塞，皮肤引急①。冬者盖藏，血气在中，内著骨髓，通于五藏。是故邪气者，常随四时之气血而入客也，至其变化，不可为度，然必从其经气，辟除②其邪，除其邪则乱气不生。

【注释】

①皮肤引急：皮肤毛孔收缩的意思。

②辟除：驱除。

【语译】

所以春天人的气血在经脉，夏天人的气血在孙络，长夏人的气血在肌肉，秋天人的气血在皮肤，冬天人的气血在骨髓中。

黄帝说：我想听听其中的道理。岐伯说：春季，天之阳气开始启动，地之阴气也开始发泄，冬天的冰冻此时逐渐融化解释，水道通行，所以人的气血也集中在经脉中流行。夏季，经脉中气血充满而流溢于孙络，孙络接受了气血，皮肤也变得充实了。长夏之季，经脉和络脉中的气血都很旺盛，所以能充分地灌溉润泽于肌肉之中。秋季，天气开始收敛，腠理随之而闭塞，皮肤也收缩紧密起来了。冬季主闭藏，人身的气血收藏在内，聚集于骨髓，并内通于五脏。所以邪气也往往随着四时气血的变化而侵入人体相应的部位，若待其发生了变化，那就难以预测了；但必须顺应四时经气的变化及早进行调治，驱除侵入的邪气，那么气血就不致变化逆乱了。

【原文】

帝曰：逆四时而生乱气奈何？岐伯曰：春刺络脉，血气外溢，令人少气；春刺肌肉，血气环逆①，令人上气；春刺筋骨，血气内著，令人腹胀。夏刺经脉，血气乃竭，令人解㑊；夏刺肌肉，血气内却②，令人善恐；夏刺筋骨，血气上逆，令人善怒。秋刺经脉，血气上逆，令人善忘；秋刺络脉，气不外行③，令人卧不欲动；秋刺筋骨，血气内散，令人寒栗。冬刺经脉，血气皆脱，令人目不明；冬刺络脉，内气外泄，留为大痹④；冬刺肌肉，阳气竭绝，令人善忘⑤。凡此四时刺者，大逆之病⑥，不可不从也；反之则生乱气，相淫病焉。故刺不知四时之经、病之所生，以从为逆，正气内乱，与精相薄⑦必审九候，正气不乱，精气不转⑧。帝曰：善！

【注释】

①环逆：循环逆乱。

②内却：吴崐："令血气却弱，是以善恐。"

③气不外行：新校正："按别本作，血气不行'，全元起本作'气不卫外'，《太素》同。"

671

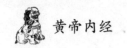

④大痹：张志聪："大痹者，藏气虚而邪痹于五藏也。"

⑤冬刺肌肉……善忘：张介宾："冬时刺其夏之气，故阳气竭绝。阳气者，精则养神，阳虚则神衰，所以善忘。"

⑥大逆之病：新校正："按全元起本作'六经之病'。"

⑦正气内乱，与精相薄：正气内乱则为邪，邪气与精气相结是为薄。按音韵，"薄"当作"抟"。抟，结聚。

⑧转：《素问识》："转，恐薄之讹。"转，当作"抟"。"薄"通"搏"，"搏"与"抟（抟）"字形近似而常互缪。

【语译】

黄帝道：针刺违反了四时而导致气血逆乱是怎样的？岐伯说：春天刺络脉，会使血气向外散溢，使人发生少气无力；春天刺肌肉，会使血气循环逆乱，使人发生上气咳喘；春天刺筋骨，会使血气留著在内，使人发生腹胀。夏天刺经脉，会使血气衰竭，使人疲倦懈惰；夏天刺肌肉，会使血气却弱于内，使人易于恐惧；夏天刺筋骨，会使血气上逆，使人易于发怒。秋天刺经脉，会使血气上逆，使人易于忘事；秋天刺络脉，但人体气血正值内敛而不能外行，所以使人阳气不足而嗜卧懒动；秋天刺筋骨，会使血气耗散于内，使人发生寒战。冬天刺经脉，会使血气虚脱，使人发生目视不明；冬天刺络脉，则收敛在内的真气外泄，体内血行不畅而成"大痹"；冬天刺肌肉，会使阳气竭绝于外，使人易于忘事。以上这些四时的刺法，都将严重地违背四时变化而导致疾病发生，所以不能不注意顺应四时变化而施刺；否则就会产生逆乱之气，扰乱人体生理功能而生病的呀！所以针刺不懂得四时经气的盛衰和疾病之所以产生的道理，不是顺应四时而是违背四时变化，从而导致正气逆乱于内，邪气便与精气相结聚了。一定要仔细审察九候的脉象，这样进行针刺，正气就不会逆乱，邪气也不会与精气相结聚了。黄帝说：讲得好！

【原文】

刺五藏，中心一日死，其动为噫；中肝五日死，其动为语；中肺三日死，其动为咳；中肾六日死，其动为嚏、欠；中脾十日死，其动为吞。刺伤人五藏必死，其动则依其藏之所变，候知其死也。

【语译】

如果针刺误中五脏，刺中心脏一天就要死亡，其变动的征象为暧气；刺中肝脏五天就要死亡，其变动的征象为多语；刺中肺脏三天就要死亡，其变动的征象为咳嗽；刺中肾脏六天就要死亡，其变动的征象为喷嚏和呵欠；刺中脾脏十天就要死亡，其变动的征象为吞酸等。刺伤了人的

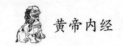

五脏，必致死亡，其变动的征象也随所伤之脏而又各不相同，因此可以根据它来测知死亡的日期。

标本病传论篇第六十五

【题解】

本篇内容，是论述疾病的标本关系及其治法，以及疾病的传变和预后等，所以叫"标本病传论"。

【原文】

黄帝问曰：病有标本，刺有逆从①，奈何？岐伯对曰：凡刺之方，必别阴阳②，前后相应③，逆从得施，标本相移④。故曰：有其在标而求之于标，有其在本而求之于本，有其在本而求之于标，有其在标而求之于本。故治有取标而得者，有取本而得者，有逆取而得者，有从取而得者。故知逆与从，正行无问⑤；知标本者，万举万当；不知标本，是谓妄行。

【注释】

①病有标本，刺有逆从：疾病有标本不同，相对来说，凡先病、病机、体内等因素为本，后病、症状、体表等因素为标。刺法有不同，凡针对病邪而采用泻的手法为"逆"，顺应经气而采用补的手法为"从"。

②必别阴阳：张介宾："'阴阳'二字，所包者广，如经络、时令、气血、疾病，无所不在。"

③前后相应：马莳："前后者，背腹也。其经络互相为应。"张志聪："谓有先病后病也。"

④标本相移：针刺时根据情况或先治本后治标，或先治标后治本，并无固定次序，故云"标本相移"。吴崑："刺者，或取于标，或取于本，互相移易。"

⑤正行无问：马莳："乃正行之法，而不必问之于人也。"

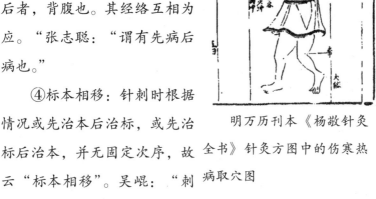

明万历刊本《杨敬针灸全书》针灸方图中的伤寒热病取穴图

【语译】

黄帝问道：疾病有标和本的分别，刺法有逆和从的不同，是怎么回事？岐伯回答说：大凡针刺的准则，必须辨别其阴阳属性，联系其前后关系，恰当地运用逆治和从治，灵活地处理治疗中的标本先后关系。所以说有的病在标而治标，有的病在本而治本，有的病在本而治标，有的病在标而治本。因此在治疗上，有治标而缓解的，有治本

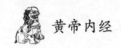

而见效的，有逆治而痊愈的，有从治而成功的。所以懂得了逆治和从治的原则，便能进行正确的治疗而不必疑虑；知道了标本之间的轻重缓急，治疗时就能万举万当；如果不知标本，那就是盲目行事了。

【原文】

夫阴阳、逆从、标本之为道也，小而大，言一而知百病之害；少而多，浅而博，可以言一而知百也。以浅而知深，察近而知远。言标与本，易而勿及①。治反为逆，治得为从。

【注释】

①易而勿及：讲起来容易，运用起来却较难。

【语译】

关于阴阳、逆从、标本的道理，看起来很小，而应用的价值却很大，所以谈一个阴阳标本逆从的道理，就可以知道许多疾病的利害关系；由少可以推多，执简可以驭繁，所以一句话可以概括许多事物的道理。从浅显入手可以推知深微，观察目前的现象可以了解它的过去和未来。不过，讲讲标本的道理是容易的，可运用起来就比较难了。迎着病邪而泻的方法就是"逆"治，顺应经气而补的方法就是"从"治。

【原文】

先病而后逆①者治其本；先逆而后病者治其本。先寒而后生病者治其本；先病而后生寒者治其本。先热而后生病者治其本②；先热而后生中满者治其标③。先病而后泄者治其本；先泄而后生他病者治其本，必且④调之，乃治其他病。先病而后生中满者治其标；先中满而后烦心者治其本。人有客气有同气⑤，小大⑥不利治其标；小大利治其本。病发而有余，本而标之，先治其本，后治其标；病发而不足，标而本之，先治其标，后治其本。谨察间甚⑦，以意调之，间者并行⑧，甚者独行⑨。先小大不利而后生病者治其本。

【注释】

①先病而后逆：先病为本，后逆为标。下文凡有先后者，皆以先病为本，后病为标。

②本：《甲乙经》卷六第二此后有"先病而后生热者治其本"十字。

③先热而后生中满者治其标：因标急故当先治标而后治本。张介宾："诸病皆先治本，而惟中满者先治其标。盖以中满为病，其邪在胃，胃者藏府之本也，胃满则药食之气不能行，而藏府皆失其所禀，故先治此者，亦所以治本也。"

④且：《甲乙经》卷六第二作"先"。义胜。

⑤人有客气有同气：客气，即邪气，与"同气"相对；同气，即正气，与"客气"相对。此句是说，人体生

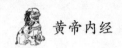

病时有邪气和正气相互作用着。又"同"，新校正云："按全元起本'同'作'固'。"作"固"于义无碍。

⑥小大：指大小便。《灵枢·病本》作"大小便"。下同。

⑦间甚：间，指病情轻浅和缓解期。甚，指病情深重和发作期。

⑧并行：标本同治。

⑨独行：先治标后治本，或先治本后治标，不相兼治。

【语译】

先患某病而后发生气血逆乱的，先治其本；先气血逆乱而后生病的，先治其本。先有寒而后生病的，先治其本；先有病而后生寒的，先治其本。先有热而后生病的，先治其本；先有热而后生中满腹胀的，先治其标。先有某病而后发生泄泻的，先治其本；先有泄泻而后发生其他疾病的，先治其本。必须先把泄泻调治好，然后再治其他病。先患某病而后发生中满腹胀的，先治其标；先患中满腹胀而后出现烦心的，先治其本。人体疾病过程中有邪气和正气的相互作用，凡是出现了大小便不利的，先通利大小便以治其标；大小便通利则治其本病。疾病发作表现为邪气有余，就用"本而标之"的治法，即先祛邪以治其本，后调理气血、恢复生理功能以治其标；疾病发作表现为正气不足，就用"标而本之"的治法，即先固护正气防止虚脱以治其标，后祛除邪气以治其本。总之，必须谨慎地观察疾病的轻重深浅和缓解期与发作期中标本缓急的不同，用心调理；凡病轻的，或缓解期，可以标本同治；凡病重的，或发作期，应当采用专一的治本或治标的方法。另外，如果先有大小便不利而后并发其他疾病的，应当先治其本病。

【原文】

夫病传者，心病先心痛，一日而咳；三日胁支痛；五日闭塞不通，身痛①体重。三日不已，死；冬夜半，夏日中②。

【注释】

①痛：《甲乙经》卷六第十无。

②夏日中：新校正云："按《灵枢经》：大气入脏，病先发于心，一日而之肺，三日而之肝，五日而之脾。三日不已，死，冬夜半，夏日中。《甲乙经》曰：病先发于心，心痛，一日之肺而咳，三日之肝，胁支痛，五日之脾，闭塞不通，身体重。三日不已，死，冬夜半，夏日中。详《素问》言其病，《灵枢》言其脏，《甲乙经》乃并《素问》、《灵枢》二经之文，而病与脏兼举之。"张介宾："心火畏水，故冬则死于夜半；阳邪亢极，故夏则死于日中。盖衰极亦死，盛极亦死。"

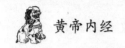

【语译】

大凡疾病的传变，心病先发心痛，过一日病传于肺而咳嗽；再过三日病传于肝而胁肋胀痛；再过五日病传于脾而大便闭塞不通、身体疼痛沉重。再过三日不愈，就要死亡；冬天死于半夜，夏天死于中午。

【原文】

肺病喘咳，三日而胁支满痛；一日身重体痛；五日而胀。十日不已，死；冬日入，夏日出①。

【注释】

①冬日入，夏日出：马莳："冬之日入在申，申虽属金，金衰不能扶也。夏之日出在寅，木旺火将生，肺气已绝，不待火之生也。"

【语译】

肺病先发喘咳，三日不好则病传于肝，则胁肋胀满疼痛；再过一日病邪传脾，则身体沉重疼痛；再过五日病邪传胃，则发生腹胀。再过十日不愈，就要死亡；冬天死于日落之时，夏天死于日出之时。

【原文】

肝病头①目眩，胁支满，三日②体重身痛③；五日而胀；三日腰脊少腹痛、胫痠。三日不已，死；冬日入，夏早食④。

【注释】

①头：《甲乙经》卷六第十作"头痛"。

②三日：《甲乙经》卷六第十作"一日"。

③体重身痛：《甲乙经》卷六第十作"身体痛"。

④冬日入，夏早食：《甲乙经》卷六第十"入"作"中"。马莳："盖冬之日入在申，以金旺木衰也；夏之早食在卯，以木旺气反绝也。"张介宾："木受伤者，金胜则危，故冬畏日入；肝发病者，木强则剧，故夏畏早食时也。"

【语译】

肝病则先头痛目眩，胁肋胀满，三日后病传于脾而身体沉重疼痛；再过五日病传于胃，产生腹胀；再过三日病传于肾，产生腰脊少腹疼痛，腿胫发酸。再过三日不愈，就要死亡；冬天死于日落之时，夏天死于吃早饭的时候。

【原文】

脾病身痛体重，一日而胀；二日少腹腰脊痛，胫痠；三日背膂①筋痛，小便闭。十日不已，死；冬人定，夏晏食②。

【注释】

①背膂（lǚ 吕）：膂，同"膂"。马莳："膂，膂同。肾自传于膀胱府，故背膂筋痛，小便自闭。"

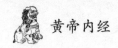
②冬人定，夏晏食：王冰："人定，谓申后二十五刻。晏食，谓寅后二十五刻。

【语译】

脾病则先身体沉重疼痛，一日后病邪传入于胃，发生腹胀；再过二日病邪传于肾，发生少腹腰脊疼痛，腿胫发酸；再过三日病邪入膀胱，发生背脊筋骨间疼痛，小便不通。再过十日不愈，就要死亡；冬天死于申时之后，夏天死于寅时之后。

【原文】

肾病少腹腰脊痛，骱痠，三日背胛筋痛，小便闭；三日腹胀①；三日两胁支痛。三日不已，死；冬大晨②，夏晏晡③。

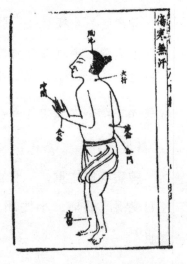

明万历刊本《杨敬斋针灸全书》针灸方图中的伤寒无汗取穴图

【注释】

①腹胀：《甲乙经》卷六第十作"而上之心，心胀"。

②大晨、晏晡：大晨，指天亮时。晏晡，指黄昏时。

【语译】

肾病则先少腹腰脊疼痛，

腿胫发酸，三日后病邪传入膀胱，发生背脊筋骨疼痛，小便不通；再过三日病邪传入于胃，产生腹胀；再过三日病邪传于肝，发生两胁胀痛。再过三日不愈，就要死亡；冬天死于天亮，夏天死于黄昏。

【原文】

胃病胀满，五日少腹腰脊痛，骺痠，三日背胭筋痛，小便闭；五日身体重①。六日不已，死；冬夜半后②；夏日昳③。

【注释】

①身体重：《甲乙经》卷六第十作"而上至心，身重"。

②后：《灵枢·病传》、《甲乙经》卷六第十均无。

③日昳（dié 蝶）：午后。

【语译】

胃病则先腹部胀满，五日后病邪传于肾，发生少腹腰脊疼痛，腿胫发酸；再过三日病邪传入膀胱，发生背脊筋骨疼痛；小便不通；再过五日病邪传于脾，则身体沉重。再过六日不愈，就要死亡；冬天死于半夜之后，夏天死于午后。

【原文】

膀胱病小便闭，五日少腹胀，腰脊痛，骺痠；一日腹

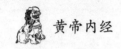
胀；一日^①身体痛。二日不已，死；冬鸡鸣^②，夏下晡^③。

【注释】

①一日：《甲乙经》卷六第十作"二日"。

②鸡鸣：半夜后。

③下晡：下午。

【语译】

膀胱发病则先小便不通，五日后病邪传于肾，发生少腹胀满，腰脊疼痛，腿胫发酸；再过一日病邪传入于胃，发生腹胀；再过一日病邪传于脾，发生身体疼痛。再过二日不愈，就要死亡；冬天死于半夜后，夏天死于下午。

【原文】

诸病以次是相传，如是者，皆有死期，不可刺；间一藏止，及至^①三四藏者，乃可刺也。

【注释】

①至：《灵枢·病传》作"二"。

【语译】

各种疾病按次序这样相传，正如上面所说的，都有一定的死期，不可以用针刺治疗；假如是间脏相传就不易再传下去，即使传过三脏、四脏，还是可以用针刺治疗的。

卷第十九

天元纪大论篇第六十六

【题解】

本篇论述了五运六气学说的一些基本法则，从太过、不及、平气的岁气变化，说明运气对宇宙万物的影响。因其用天干以纪地气，地支以纪天气，天地运气是宇宙间万物生化的本源，本篇专门纪而论之，所以称为"天元纪大论"。

【原文】

黄帝问曰：天有五行御五位^①，以生寒暑燥湿风，人有五脏化五气^②，以生喜怒思忧恐。论言五运相袭^③而皆治之，终期^④之日，周而复始，余已知之矣，愿闻其与三阴三阳之候奈何合之？鬼臾区^⑤稽首再拜对曰：昭乎哉问也。夫五运阴阳者，天地之道也，万物之纲纪，变化之父母，生杀之本始，神明之府也，可不通乎！故物生谓之化，物极谓之变^⑥，阴阳不测^⑦谓之神，神用无方^⑧谓之圣。夫变化之为用也，在天为玄，在人为道，在地为化^⑨。

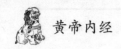

化生五味，道生智，玄生神。神在天为风，在地为木；在天为热，在地为火；在天为湿，在地为土；在天为燥，在地为金；在天为寒，在地为水。故在天为气，在地成形，形气相感而化生万物矣⑩。然天地者，万物之上下也⑪，左右者，阴阳之道路也⑫；水火者，阴阳之征兆也；金木者，生成之终始也⑬。气有多少、形有盛衰，上下相召而损益彰矣。

【注释】

①御五位：指五行之气化，临治于东西南北中五个方位。御，治理。如《国语》周语："百官御事。"

②化五气：指五脏之气动而产生的五种情志变化。

③五运相袭：五运，即木、火、土、金、水五运，主司年之气，居于天之下地之上气交之内，五运轮转，相互因袭。《玄珠密语》卷一五运元通纪篇云："夫运者，司气也。故居中位也。在天之下，地之上，当气交之内，万化之中，人物生化之间也。故运者，动也，转动也，即轮流运动往来不歇也。"

④期（jī 基）：一年。

⑤鬼臾区：黄帝臣。据王冰注曰，其十世祖当神农之世，说《太始天元玉册》。又据《古今医统》曰：未详其姓，佐帝发明五行，详论经脉，问对《难经》，究尽义理，以为经论。按：此皆传说之事。

⑥物生谓之化，物极谓之变：《类经》卷二十三天元纪注："万物之生，皆阴阳之气化也。盛极必衰，衰极复盛，故物极者必变"。

⑦阴阳不测：义指阴阳变化多端，难以探测。

⑧方：边也。如《史记》扁鹊仓公传："视见垣一方人。"

⑨在天为玄，在人为道，在地为化：见阴阳应象大论注释。

⑩形气相感而化生万物矣：形寓阴而气寓阳，阴阳之气相互感召，故能化生万物。《类经》二十三卷第三注："形，阴也。气，阳也。形气相感，阴阳合也。合则化生万物矣。"

⑪天地者，万物之上下也：见阴阳应象大论注释。在运气诸篇中，天又指司天，地又指在泉。一岁之中，岁半之前，司天主之，岁半之后，在泉主之。司天为天气居上，在泉为地气居下，故为万物之上下。

⑫左右者，阴阳之道路也：见阴阳应象大论注释。在运气诸篇中，又指左右间气而言。司天、在泉各有左右间气，为阴阳升降之路，故曰阴阳之道路也。

⑬金木者，生成之终始也：王冰注："木主发生应春，春为生化之始。金主收敛应秋，秋为成实之终。"

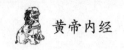

【语译】

黄帝问道：天有木、火、土、金、水五行，临治于东、西、南、北、中五个方位，从而产生寒、暑、燥、湿、风等气候变化，人有五脏生五志之气，从而产生喜、怒、思、忧、恐等情志变化。经论所谓五运递相因袭，各有一定的主治季节，到了一年终结之时，又重新开始的情况，我已经知道了。还想再听听五运和三阴三阳的结合是怎样的呢？鬼臾区再次跪拜回答说：你提这个问题很高明啊！五运和阴阳是自然界变化的一般规律，是自然万物的一个总纲，是事物发展变化的基础和生长毁灭的根本，是宇宙间无穷尽的变化所在，这些道理哪能不通晓呢？因而事物的开始发生叫做"化"，发展到极点叫做"变"，难以探测的阴阳变化叫做"神"，能够掌握和运用这种变化无边的原则的人，叫做"圣"。阴阳变化的作用，在宇宙空间，则表现为深远无穷，在人则表现为认识事物的自然规律，在地则表现为万物的生化。物质的生化而产生五味，认识了自然规律而产生智慧，在深远的宇宙空间，产生无穷尽的变化。神明的作用，在天为风，在地为木；在天为热，在地为火；在天为湿，在地为土；在天为燥，在地为金；在天为寒，在地为水。所以在天为无形之气，在地为有形之质，形和气互相感召，就能变化和产生万物。天复于上，地载于下，所以天地是万物的上下；阳升于

左，阴降于右，所以左右为阴阳的道路；水属阴，火属
阳，所以水火是阴阳的象征；万物发生于春属木，成实于
秋属金，所以金木是生成的终始。阴阳之气并不是一成不
变的，它有多少的不同，有形物质在发展过程中也有旺盛
和衰老的区别，在上之气和在下之质互相感召，事物太过
和不及的形象就都显露出来了。

【原文】

帝曰：愿闻五运之主时也何如？鬼臾区曰：五气运
行，各终期日，非独主时也。帝曰：请闻其所谓也！鬼臾
区曰：臣积①考《太始天元册》②文曰：太虚寥廓③，肇基
化元④，万物资始，五运终天，布气真灵⑤，揔⑥统坤元⑦，
九星悬朗⑧，七曜周旋⑨，曰阴曰阳，曰柔曰刚⑩，幽显⑪
既位，寒暑弛张⑫，生生化化⑬，品物咸章⑭。臣斯十世，
此之谓也。

【注释】

①积：久也。

②《太始天元册》：古代占候之书，早已佚失。王冰
注："《天元册》所以记天真元气运行之纪也。自神农之
世，鬼臾区十世祖始诵而行之，此太古占候灵文。洎乎伏
羲之时，已镌诸玉版，命曰《册文》。太古灵文，故命曰
《太始天元册》也。"新校正曰："详今世有《天元玉册》，
或者以为即此《太始天元册》文，非是。"

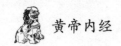
③太虚寥廓：广阔无边的太空。太虚和太空义同，指极高的天空寥廓，宽广无边的意思。如《汉书》司马相如传："犹焦明已翔乎寥廓之宇。"

④肇基化元：生化本元开始的基础。肇，《尔雅》释诂："始也。"化，万物的生化。元，通原，本原的意思。如：《汉书》班固传："元元本本。"

⑤布气真灵：《类经》二十三卷第三注："布者，布天元之气，无所不至也。气有真气，化机是也。物有灵明，良知是也。"义指真气生化之机，物性之灵明，皆与宇宙所布之气有关。

⑥揔：同总。

⑦坤元：指地之功德能始生万物。《易经》坤卦："至哉坤元，万物资生。"坤，八卦中乾为天，坤为地，故坤指地气。

⑧九星悬朗：明朗的九星，高悬于天空。九星，王冰注指上古时所见九星，"计星之见者七焉"。即指北斗。如《楚辞》："合五岳与八灵兮，讯九鬿与六神。"注："九鬿谓北斗九星也。"洪兴祖补注："北斗七星，辅星在第六星旁，又招摇一星在北斗杓端。"又，王冰注："九星谓天蓬、三芮、天冲、天辅、天禽、天心、天任、天柱、天英。"乃指九宫九星而言，即五星之应于九宫者，后世注家，多宗其说。今二说并存。

690

⑨七曜周旋：指日月与金、木、水、火、土五星，循周天之度，旋转运行。王冰注："七曜，谓日月五星。……周，谓周天之度。旋，谓左循天度而行。五星之行，犹各有进退高下小大矣。"

⑩曰柔曰刚：此指地气阴阳之性而言，阴性柔，阳性刚，故谓之柔刚。王冰注："阴阳天道也。柔刚地道也。天以阳生阴长，地以柔化刚成也。《易》曰：立天之道，曰阴与阳，立地之道，曰柔与刚。此之谓也。"

⑪幽显：《类经》二十三卷第三注："阳主昼，阴主夜，一日之幽显也；自晦而朔，自弦而望，一月之幽显也；春夏主阳而生长，秋冬主阴而收藏，一岁之幽显也。"按：晦暗属阴，明是属阳；秋冬属阴，春夏属阳；夜属阴，昼属阳。故此处所谓幽显，实为概括阴阳变化的不同物象。

⑫寒暑弛张：寒暑往来。表示一年之中寒暑更代的意思。弛张，在此有往来之义。吴崐注："往者为弛，来者为张。"

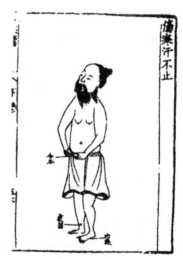

明万历刊本《杨敬斋针灸全书》针灸方图中的伤寒汗不止取穴图

⑬生生化化：指生生不息

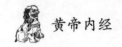

之机，变化无穷之道。

⑭品物咸章：各种物品的形象，都能显露出来。章，彰明显露的意思。品，众多也。如《易经》韩卦："品物流形。"

【语译】

黄帝说：我想听听关于五运分主四时是怎样的呢？鬼臾区说：五运各能主一年，不是单独只主四时。黄帝说：请你把其中的道理讲给我听听。鬼臾区说：臣久已考查过《太始天元册》，文中说：广阔无边的天空，是物质生化之本元的基础，万物资生的开始，五运行于天道，终而复始，布施天地真元之气，概括大地生化的本元，九星悬照天空，七曜按周天之度旋转，于是万物有阴阳的不断变化，有柔刚的不同性质，幽暗和显明按一定的位次出现，寒冷和暑热，按一定的季节往来，这些生生不息之机，变化无穷之道，宇宙万物的不同形象，都表现出来了。臣家研究这些道理已有十世，就是这个意思。

【原文】

帝曰：善。何为气有多少，形有盛衰？鬼臾区曰：阴阳之气各有多少，故曰三阴三阳也。形有盛衰，谓五行之治，各有太过不及①也。故其始也，有余而往，不足随之，不足而往，有余从之②，知迎知随，气可与期。应天为天符③，承岁为岁直④，三合⑤为治。

【注释】

①太过不及：我国古代用干支纪时，即把十天干和十二地支结合起来，如甲与子合为甲子，乙与丑合为乙丑，至最末一支相合，共得六十之数，称为六十花甲，其中必须奇数阳干配奇数阳支，偶数阴干配偶数阴支，各具阴阳属性，用以纪年、纪月、纪日、纪时。在纪年中，凡干支俱奇数的阳年为太过，干支俱偶数的阴年为不及。

附表　六十甲子表

天干	甲	乙	丙	丁	戊	己	庚	辛	壬	癸
地	子	丑	寅	卯	辰	巳	午	未	申	酉
	戌	亥	子	丑	寅	卯	辰	巳	午	未
	申	酉	戌	亥	子	丑	寅	卯	辰	巳
	午	未	申	酉	戌	亥	子	丑	寅	卯
	辰	巳	午	未	申	酉	戌	亥	子	丑
支	寅	卯	辰	巳	午	未	申	酉	戌	亥

②有余而往，不足随之，不足而往，有余从之：指气运的迭为消长。如有余（太过）的甲子阳年过后，随之而来的是不足（不及）的乙丑阴年，不足的乙丑阴年过后，从之而来的是有余的丙寅阳年。

③天符：通主一年的中运之气与司天之气相符的，叫"天符"。如乙酉年，天干主运，乙为金运，地支土气，酉年阳明司天，阳明属燥金，运和气在五行都属金，就是

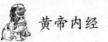

"天符"。符，合的意思。《文选》杨雄甘泉赋："同符三皇"。注："合也。"

④岁直：也叫岁会。通主一年的中运之气的五行与岁支的五行相同，叫"岁直"。如丁卯年，丁年属木为木运，卯位在东方，为仲春，在五行属木，中运与年支在五行都是木，就是"岁直"。

⑤三合：即主岁的中运（运会）与司天之气（天会）、年支的五行（岁会）相合，叫"三合"。亦称"太乙天符"。如戊午年，中运戊为火，司天午也是火，地支午居南方属仲夏，也属火，所以叫做"三合"。

【语译】

黄帝说：好。怎样叫气有多少，形有盛衰呢？鬼臾区说：阴气和阳气各有多少的不同，厥阴为一阴，少阴为二阴，太阴为三阴，少阴为一阳，阳明为二阳，太阳为三阳，所以叫作三阴三阳。形有盛衰，指天干所主的运气，各有太过不及的区别。例如开始是太过的阳年过后，随之而来的是不及的阴年，不及的阴年过后，从之而来的是太过的阳年。只要明白了迎之而至的是属于什么气，随之而至的是属于什么气，对一年中运气的盛衰情况，就可以预先知道。凡一年的中运之气与司天之气相符的，属于"天符"之年，一年的中运之气与岁支的五行相同的，属于"岁直"之年，一年的中运之气与司天之气及年支的五行均相合的，属于"三合"之年。

【原文】

帝曰：上下相召①奈何？鬼臾区曰：寒暑燥湿风火，天之阴阳也，三阴三阳上奉之②。木火土金水火，地之阴阳也③，生长化收藏下应之。天以阳生阴长，地以阳杀阴藏④。天有阴阳，地亦有阴阳⑤。故阳中有阴，阴中有阳。所以欲知天地之阴阳者，应天之气，动而不息⑥，故五岁而右迁⑦；应地之气，静而守位⑧，故六期而环会⑨。动静相召，上下相临，阴阳相错，而变由生也。

【注释】

①上下相召：即天气和地气相互感召。所谓"天气下降气流于地，地气上升气腾于天"，即是上下相召的一种形式。上指天气，下指地气。召，犹招也。在此即感召的意思。

②三阴三阳上奉之：寒暑燥湿风火是天气的阴阳变化，地气的三阴三阳向上承之。即厥阴奉风气，少阴奉热气，少阳奉火气，太阴奉湿气，阳明奉燥气，太阳奉寒气。奉，《说文》："承也。"

③木火土金水火，地之阴阳也：《类经》二十三卷第三注："木火土金水火，五行成于地者也，故为地之阴阳。"五行本是五个，而本文却为六个，是因为火分君火与相火，以配三阴三阳，所以火有二。

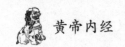

④天以阳生阴长，地以阳杀阴藏：王冰注："生长者天之道，藏杀者地之道，天阳主生，故以阳生阴长，地阴主杀，故以阳杀阴藏。天地虽高下不同，而各有阴阳之运用也。"张志聪注："夫岁半以上，天气主之，是春夏者，天之阴阳也，故天以阳生阴长。岁半以下，地气主之，是秋冬者，地之阴阳也，故地以阳杀阴藏。"二说从不同的角度解释，都有一定道理。张注较更明确，义即半岁之前自大寒至小暑，天气（司天）主之，阳气发生，阴气长养，则万物生发繁茂，故曰"天以阳生阴长"。岁半之后，自小暑至小寒，地气（在泉）主之，阳气肃杀，阴气凝敛，则万物蛰伏闭藏，故曰"地以阳杀阴藏"。

⑤天有阴阳，地亦有阴阳：王冰注："天有阴，故能下降；地有阳，故能上腾。是以各有阴阳也。阴阳交泰，故化变由之成也。"《类经》二十三卷第三注："天本阳也，然阳中有阴，地本阴也，然阴中有阳。此阴阳互藏之道。"此文进一步说明，以天地而论，则天阳而地阴，而天地之中，又各有阴阳。是阴阳可分的具体体现。

⑥应天之气，动而不息：《类经》二十三卷第三注："应天之气，五行之应天干也，动而不息，以天加地而六甲周旋也。"古人认为天属阳而行速，故曰"动而不息"。

⑦五岁而右迁：五行应十天干为五运，即甲己年为土运，乙庚年为金运，丙辛年为水运，丁壬年为木运，戊癸

年为火运。每五年五运当转换一次，其方向是自东而西，故曰"右迁"。

⑧应地之气，静而守位：《类经》二十三卷第三注："应地之气，六气之应地支也，静而守位，以地承天而地支不动也。"古人认为地属阴而行迟，故曰"静而守位"。

⑨六期而环会：六气应十二支为三阴三阳，司天即子午年为少阴司天，丑未年为太阴司天，寅申年为少阳司天，卯酉年为阳明司天，辰戌年为太阳司天，巳亥年为厥阴司天。每六年环周一次，故曰"六期而环会"。

【语译】

黄帝说：天气和地气互相感召是怎样的呢？鬼臾区说：寒、暑、燥、湿、风、火，是天的阴阳，三阴三阳上承之。木、火、土、金、水、火，是地的阴阳，生长化收藏下应之。上半年天气主之，春夏为天之阴阳，主生主长；下半年地气主之，秋冬为地之阴阳，主杀主藏。天气有阴阳，地气也有阴阳。因此说，阳中有阴，阴中有阳。所以要想知道天地阴阳的变化情况，是这样的，五行应于天干而为五运，常动而不息，故五年之间，自东向西，每运转换一次；六气应于地支，为三阴三阳司天，其运行较迟，各守其位，故六年而环周一次。由于动和静互相感召，天气和地气互相加临，阴气和阳气互相交错，而运气的变化就发生了。

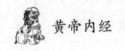

【原文】

帝曰：上下周纪①，其有数乎？鬼臾区曰：天以六为节，地以五为制②。周天气者，六期为一备；终地纪者，五岁为一周。君火以名，相火以位③。五六相合，而七百二十气④，为一纪，凡三十岁，千四百四十气，凡六十岁，而为一周，不及太过，斯皆见矣。

【注释】

①上下周纪：天干配五运，五年一周，地支配六气，六年一周，五运和六气相临，需三十年，五运六周，六气五周，而气和运复始，叫作一纪。

②天以六为节，地以五为制：王冰注："六节，谓六气之分。五制，谓五位之分。位应一岁，气统一年。"《类经》二十三卷第三注："天数五，而五阴五阳，故为十干。地数六。而六阴六阳，故为十二支。然天干之五，必得地支之六以为节；地支之六，必得天干之五以为制。而后六甲成，岁气备。"当以王注为是，意即司天之气有六，故以六为节；主岁之运有五，故以五为制。制，在此即制度之义。节，亦有制度之义。如《易经》节卦："节，亨。苦节不可贞。"疏："节者，制度之名。"

③君火以名，相火以位：火有君火和相火之分，但君火不主岁气，凡火主岁之年，由相火代宣火令，所以说，"君火以名，相火以位。"王冰注："君火在相火之右，但

立名于君位，不立岁气，故天之六气，不偶其气以行，君火之政，守位而奉天之命，以宣行火令尔。以名奉天，故曰君火以名。守位禀命，故云相火以位。"

④七百二十气：每五日为候，三候为气。如立春、雨水、惊蛰、春分等，一年共二十四气。七百二十气是三十年的气数。

【语译】

黄帝说：天气和地气，循环周旋，有没有定数呢？鬼臾区说：司天之气，以六为节，司地之气，以五为制。司天之气，六年循环一周，谓之一备；司地之气，五年循环一周，谓之一周。主运之气的火运，君火是有名而不主令，相火代君宣化火令。六气和五运互相结合，七百二十气，谓之一纪，共三十年；一千四百四十气，共六十年而成为一周，在这六十年中，气和运的太过和不及，都可以出现了。

【原文】

帝曰：夫子之言，上终天气，下毕地纪，可谓悉矣。余愿闻而藏之，上以治民，下以治身，使百姓昭著，上下和亲，德泽下流，子孙无忧，传之后世，无有终时，可得闻乎？鬼臾区曰：至数之机①，迫迮以微②，其来可见，其往可追。敬之者昌，慢之者亡，无道行私，必得夭殃。谨奉天道，请言真要。帝曰：善言始者，必会于终，善言近者，必知其远，是则至数极而道不惑，所谓明矣。愿夫子推而次之，令有条理，简而不匮③，久而不绝，易用难忘，为之纲纪，至数之要，愿尽闻之。鬼臾区曰：昭乎哉问！明乎哉道！如鼓之应桴④，响之应声也。臣闻之，甲己之岁，土运统之；乙庚之岁，金运统之；丙辛之岁，水运统之；丁壬之岁，木运统之；戊癸之岁，火运统之⑤。

【注释】

①至数之机：指气运相合之机理。机，理也。《类经》二十三卷第三注："至数之机，即五六相合之类也。"

②迫迮（zuò 坐）以微：《类经》二十三卷第三注："谓天地之气数，其精微切近，无物不然也。"迫，此作近解。如《周礼》地官大司徒注：同宗者生相近，死相迫。"迮，《玉篇》："迫，迮也。"是迮迫义通。

③匮（kuì 愧）：此为贫乏的意思。

④桴 fú（孚）：鼓槌。

⑤甲己之岁，土运统之；……戊癸之岁，火运统之：

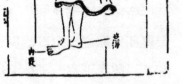

明万历刊本《杨敬斋针灸全书》针灸方图中的伤寒大便闭取穴图

凡甲年与己年为土运，故甲己年土运主治；乙年与庚年为金运，故乙庚年金运主治。余者义同。统，治理的意思。《书经》周官："统百官。"传："统理百官。"

【语译】

黄帝说：先生所谈论的，上则终尽天气，下则穷究地理，可以说是很详尽了。我想在听后把它保存下来，上以调治百姓的疾苦，下以保养自己的身体，并使百姓也都明白这些道理，上下和睦亲爱，德泽广泛流行，并能传之于子孙后世，使他们不必发生忧虑，并且没有终了的时候，可以再听你谈谈吗？鬼臾区说：气运结合的机理，很是切近而深切，它来的时候，可以看得见，它去的时候，是可以追溯的。遵从这些规律，就能繁荣昌盛，违背这些规律，就要损折夭亡；不遵守这些规律，而只按个人的意志去行事，必然要遇到天然的灾殃。现在请让我根据自然规律讲讲其中的至理要道。黄帝说：凡是善于谈论事理的起始，也必能领会其终结，善于谈论近的，也必然就知道远的。这样，气运的至数虽很深远，而其中的道理并不至被迷惑，这就是所谓明了的意思。请先生把这些道理，进一步加以推演，使它更有条理，简明而又不贫乏，永远相传而不至于绝亡，容易掌握而不会忘记，使其能提纲挈领，至理扼要，我想听你详细地讲讲。鬼臾区说：你说的道理很明白，提的问题也很高明啊！好象鼓槌击在鼓上的应

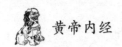

声，又象发出声音立即得到回响一样。臣听说过，凡是甲己年都是土运治理，乙庚年都是金运治理，丙辛年都是水运治理，丁壬年都是木运治理，戊癸年都是火运治理。

【原文】

帝曰：其于三阴三阳，合之奈何？鬼臾区曰：子午之岁，上见少阴①；丑未之岁，上见太阴；寅申之岁，上见少阳；卯酉之岁，上见阳明；辰戌之岁，上见太阳；巳亥之岁，上见厥阴。少阴所谓标也，厥阴所谓终也②。厥阴之上，风气主之③；少阴之上，热气主之；太阴之上，湿气主之；少阳之上，相火主之；阳明之上，燥气主之；太阳之上，寒气主之。所谓本也，是谓六元④。帝曰：光乎哉道！明乎哉论！请著之玉版，藏之金匮，署曰天元纪。

【注释】

①子午之岁，上见少阴：子午年为少阴司天。上，指司天而言。下丑未之岁，寅申之岁等同此义。

②少阴所谓标也，厥阴所谓终也：地支十二的顺序是始于子，终于亥，而子年少阴司天，亥年厥阴司天，所以少阴为标，厥阴为终。《类经》二十三卷第三注："标，首也。终，尽也。六十年阴阳之序，始于子午，故少阴谓标，尽于巳亥，故厥阴谓终。"

③厥阴之上，风气主之：厥阴、少阴、太阴等三阴三阳，是根据阴阳气多少所决定，三阴三阳又与六气相应。

702

所以三阴三阳司天时，则由六气为之主。此即其中的一例，余类推。

④所谓本也，是谓六元：六元即六气，因六气为气象变化的本元，故称六元，六气与三阴三阳相结合，分值每年司天之气。王冰注："三阴三阳为标，寒暑燥湿风火为本，故云所谓本也。天真元气，分为六化，以统坤元生成之用。征其应用，则六化不同，本其所生，则正是真元之一气，故曰六元也。"

【语译】

黄帝说：三阴三阳与六气是怎样相合的呢？鬼臾区说：子午年是少阴司天，丑未年是太阴司天，寅申年是少阳司天，卯酉年是阳明司天，辰戌年是太阳司天，已亥年是厥阴司天。地支十二，始于子，终于亥，子是少阴司天，亥是厥阴司天，所以按这个顺序排列，少阴是起首，厥阴是终结。厥阴司天，风气主令；少阴司天，热气主令；太阴司天，湿气主令；少阳司天，相火主令；阳明司天，燥气主令；太阳司天，寒气主令。这就是三阴三阳的本元，所以叫做六元。黄帝说：你的论述很伟大，也很高明啊！我将把它刻在玉版上，藏在金匮里，题上名字，叫做天元纪。

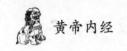

五运行大论篇第六十七

【题解】

本篇内容包括古代的天文、地理、气象等学说，它们都是以阴阳五行、五运六气来演绎说明的。其中对五运学说，是从观察自然界中存在着五种不同的气色而创始的。所谓"五运"，即五行之气变化运行，因即称"五运行大论"。

【原文】

黄帝坐明堂，始正天纲①，临观八极②，考建五常③，请天师而问之曰：论言④天地之动静，神明为之纪，阴阳之升降，寒暑彰其兆。余闻五运之数于夫子，夫子之所言⑤，正五气之各主岁尔，首甲定运⑥，余因论之。鬼臾区曰：土主甲己，金主乙庚，水主丙辛，木主丁壬，火主戊癸⑦。子午之上，少阴主之⑧；丑未之上，太阳主之；寅申之上，少阳主之；卯酉之上，阳明主之；辰戌之上，太阳主之；巳亥之上，厥阴主之。不合阴阳⑨，其故何也？岐伯曰：是明道也，此天地之阴阳也。夫数之可数者，人中之阴阳也，然所合，数之可得者也。夫阴阳者，数之可十，推之可百，数之可千，推之可万。天地阴阳者，不以数推，以象之谓也⑩。

【注释】

①天纲：指天之纲纪。如日月轨道，斗纲月建，二十八宿，四时方位等均是。

②八极：八方极远之处。《后汉书》明帝纪："恢弘大道，被之八极。"注引《淮南子》云："九州之外有八寅，八寅外有八绂，八绂之外有八极。"

③考建五常：《类经》二十三卷第四注："考，察也。建，立也。五常，五行气运之常也。考建五常，以测阴阳之变化也。"

④论言：新校正云："详论谓阴阳应象大论及气交变大论文。"

⑤夫子之所言：似指六节脏象论中岐伯所言有关五运之事。

⑥首甲定运：干支相配之六十花甲，以纪运气，甲子居其首位，故曰"首甲定运"。王冰注："首甲谓六甲之初，则甲子年也。"

⑦土主甲己，……火主戊癸：此同上篇天元纪大论中"甲己之岁，土运统之，……戊癸之岁，火运统之"一段，以论述天干主运的规律。义同前。

⑧子午之上，少阴主之：即上篇天元纪大论所谓"子午之岁，上见少阴"之义。即地支子年与午年，为少阴司天。上指司天而言。下丑未、寅申等义同。

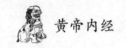

⑨不合阴阳：《类经》二十三卷第四注："不合阴阳，如五行之甲乙，东方木也，而甲化土运，乙化金运。六气之亥子，北方水也，而亥年之上，风木主之，子年之上，君火主之。又如君火司气，火本阳也，而反属少阴。寒水司气，水本阴也，而反属太阳之类，似皆不合于阴阳者也。"义指五运六气干支之阴阳属性与方位干支之阴阳属性不相符合。

⑩夫阴阳者，……以象之谓也：《类经》二十三卷第四注："然阴阳之道，或本阳而标阴，或内阳而外阴，或此阳而彼阴，或先阳而后阴，故小之而十百，大之而千万，无非阴阳之变化，此天地之阴阳无穷，诚有不可以限数推言者，故当因象求之，则无不有理存焉。"

【语译】

黄帝坐在明堂里，开始厘正天之纲纪，考建五气运行的常理，乃向天师岐伯请问道：在以前的医论中曾经言道，天地的动静，是以自然界中变化莫测的物象为纲纪，阴阳升降，是以寒暑的更换，显示它的征兆。我也听先生讲过五运的规律，先生所讲的仅是五运之气各主一岁。关于六十甲子，从甲年开始定运的问题，我又与鬼臾区进一步加以讨论，鬼臾区说，土运主甲己年，金运主乙庚年，水运主丙辛年，木运主丁壬年，火运主戊癸年。子午年是少阴司天，丑未年是太阴司天，寅申年是少阳司天，卯酉年是阳明司天，辰戌年是太阳司天，巳亥年是厥阴司天。这些，与以前所论的阴阳不怎么符合，是什么道理呢？岐伯说：它是阐明其中的道理的，这里指的是天地运气的阴阳变化。关于阴阳之数，可以数的，是人身中的阴阳，因而合乎可以数得出的阴阳之数。至于阴阳的变化，若进一步推演之，可以从十而至百，由千而及万，所以天地阴阳的变化，不能用数字去类推，只能从自然物象的变化中去推求。

【原文】

帝曰：愿闻其所始也。岐伯曰：昭乎哉问也！臣览《太始天元册》文，丹天①之气经于牛、女②戊分；黅天①之气，经于心、尾②己分；苍天①之气，经于危、室、柳、鬼②；素天①之气，经于亢、氐、昴、毕②，玄天①之气，经于张、翼、娄、胃②。所谓戊己分者，奎、壁、角、轸②，则天地之门户也③。夫候之所始，道之所生，不可不通也。

【注释】

①丹天、黅（jīn 今）天、苍天、素天、玄天：丹、黅、苍、素、玄，即赤、黄、青、白、黑五色。传说古人占天时，发现五色云气，横于太空，故称之为丹天、黅天、苍天、素天、玄天。丹天象火气，黅天象土气，苍天象木气，素天象金气，玄天象水气，由五气化五运，所以

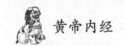

五天之气为五运之本。《玄珠密语》卷一五运元通纪云："太极始判，横五运于中，轮流至今，终而复始，圣人望而详之。自开辟乾坤，望见青气横于丁壬，故丁壬为木运也；赤气横于戊癸，故戊癸为火运也；黄气横于甲己，故甲己为土运也；白气横于乙庚，故乙庚为金运也；黑气横于丙辛，故丙辛为水运也。"

②牛、女、心、尾、危、室、柳、鬼、亢、氐、昴、毕、张、翼、娄、胃、奎、壁、角、轸：为二十八宿名称。二十八宿，《史记》名二十八舍。古人为了观察太阳在天空的视运动规律，测定天体与地面部位，选定了周天在赤道附近的恒星，以为标志，从而确定天体的位置。计分四宫，即东方苍龙七宿包括角、亢、氐、房、心、尾、箕；北方玄武七宿包括斗、牛、女、虚、危、室、壁；西方白虎七宿包括奎、娄、胃、昴、毕、觜、参；南方朱雀七宿包括井、鬼、柳、星、张、翼、轸。当立春时，地球正当位于柳星诸宿，此时的夜半，可以看到柳星二宿，位于天空的正中，而角亢诸宿位于东方，觜参诸宿，位于西方，牛女诸宿背向地球在下，为北方。于是，就有了二十八宿的四个方位。

③天地之门户也：《图翼》一卷奎壁角轸天地之门户说："予常考周天七政轸度，则春分二月中，日缠壁初，以次而南，三月入奎娄，四月入胃昴华，五月入觜参，六

月入井鬼，七月入柳星张，秋分八月中，日缠翼未，以交于轸，循次而北，九月入角亢，十月入氐房心，十一月入尾箕，十二月入斗牛，正月入女虚危。至二月复交于春分而入奎壁矣。是日之长也，时之暖也，万物之发生也，皆从奎壁始；日之短也，时之寒也，万物之收藏也，皆从角轸始。故曰春分司启，秋分司闭。夫既司启闭，要非门户而何。然自奎壁而南，日就阳道，故曰天门；角轸而北，日就阴道，故曰地户”。至于戊己为什么在奎壁角轸之分，沈括也曾解释说：“《素问》以奎壁为戊分，轸角为己分，奎壁在戊亥之间，谓之戊分，则戊当在戊也。角轸在辰巳之间，谓之己分，则己当在辰也。《遁甲》以六戊（戊辰、戊寅、戊子、戊戌、戊申、戊午）为天门，天门在戊亥之间，则戊亦当在戊。六己（己巳、己卯、己丑、己亥、己酉、己未）为地户，地户在辰巳之间，则己亦当在辰。辰戊皆土位，故戊己寄焉。二说正相合。”。又清人俞正奕以为“天门”之说，原为“盖天之说也”，其谓：“乾位在西北，以天门所在，盖天之说也，浑天则不然，故说经宜通盖天。《素问》五常政大论云：天不足西北，左寒而右凉；地不足东南，右热而左温。《列子》汤问篇、《淮南》天文训，俱云：天倾西北，日月星辰移焉。……《周礼》大司徒疏引《河图括地象》云：天不足西北，地不足东南，西北为天门，东南为地户，天门无上，地户无

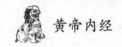

下。"此说亦可参。

【语译】

黄帝说：我想听听运气学说是怎样创始的。岐伯说：你提这个问题是很高明的啊！我曾看到《太始天元册》文记载，赤色的天气，经过牛、女二宿及西北方的戊分；黄色的天气，经过心、尾二宿及东南方的己分；青色的天气，经过危、室二宿与柳、鬼二宿之间；白色的天气，经过亢、氐二宿与昴、毕二宿之间；黑色的天气，经过张、翼二宿与娄、胃二宿之间。所谓戊分，即奎、壁二宿所在处，己分，即角、轸二宿所在处，奎、壁正当秋分时，日渐短，气渐寒，角、轸正当春分时，日渐长，气渐暖，所以是天地阴阳的门户。这是推演气候的开始，自然规律的所在，不可以不通。

【原文】

帝曰：善。论①言天地者，万物之上下②，左右者③，阴阳之道路④，未知其所谓也。岐伯曰：所谓上下者，岁上下见阴阳之所在也。左右者，诸上见厥阴，左少阴，右太阳；见少阴，左太阴，右厥阴；见太阴，左少阳，右少阴；见少阳，左阳明，右太阴；见阳明，左太阳，右少阳；见太阳，左厥阴，右阳明。所谓面北而命其位，言其见也。

710

【注释】

①论：当指天元纪大论而言。

②上下：上指司天，下指在泉。

③左右者：指司天之左右间气。以位南面北的方向来定。如上文所说，厥阴司天时，左间是少阴，右间是太阳。《玄珠密语》卷三天元定化纪篇："夫司天者，司之言直也，司直而待于天之直也，左右者，从直也，次于司天也，即从司而待直于天，其名间气，即本气随天虚而时间令化也。是司天之间化之令，故名间气。"

④阴阳之道路：此指一年六气主时的六步，除司天所居的三气与在泉所居的终气外，其余四间气之时位，乃是阴阳之气升为司天或降为在泉的道路。

【语译】

黄帝说：好。在天元纪大论中曾说：天地是万物的上下，左右是阴阳的道路，不知道是什么意思。岐伯说：这里所说的"上下"，指的是从该年的司天在泉，以见阴阳所在的位置。所说的"左右"，指的是司天的左右间气，凡是厥阴司天，左间是少阴，右间是太阳；少阴司天，左间是太阴，右间是厥阴；太阴司天，左间是少阳，右间是少阴；少阳司天，左间是阳明，右间是太阴；阳明司天，左间是太阳，右间是少阳；太阳司天，左间是厥阴，右间是阳明。这里说的左右，是面向北方所见的位置。

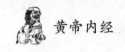

【原文】

帝曰：何谓下？岐伯曰：厥阴在上则少阳在下，左①阳明，右②太阴；少阴在上则阳明在下，左太阳，右少阳，太阴在上则太阳在下，左厥阴，右阳明；少阳在上则厥阴在下，左少阴，右太阳；阳明在上则少阴在下，左太阴，右厥阴；太阳在上则太阴在下，左少阳，右少阴。所谓面南而命其位，言其见也。上下相遘②，寒暑相临③，气相得则和，不相得则病④。帝曰：气相得而病者何也？岐伯曰：以上临上，不当位也⑤。

【注释】

①左、右：在此指在泉的左右间气而言。以位北面南的方向来定。

②上下相遘（gòu 购）：即上下的气相遇而交感的意思。遘，《说文》："遇也。"这里所说的"上、下"，上指客气，下指主气，即客主加临的意思。客主加临，反映每年六步中客气与主气的错杂关系。主客气相得则和，不相得则病。

③寒暑相临：客气与主气交感，则客气与主气之气，便相加临，这里只提寒暑，乃是举例而言。《素问经注节解》注："寒暑者，六气之二也。不言六气而只言寒暑者，盖特举其显而易见者也。"

④气相得则和，不相得则病：意指客气主气相生或客

主之气相同者为相得，相克者为不相得。王冰注："木火相临，金水相临，水木相临，火土相临，为相得也。土木相临，土水相临，水火相临，火金相临，为不相得也。"

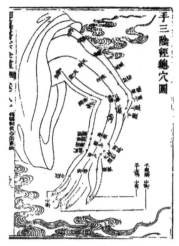

清代吴良善等人所撰《医宗会鉴》中的手三阴经总穴图

⑤以下临上，不当位也：意指客主加临，虽然客主相生，都可以叫相得，但若主气生客气的，属于以下临上。仍是不当位。王冰注："六位相临，假令土临火，火临木，木临水，水临金，金临土，皆为以下临上，不当位也。"

【语译】

黄帝说：什么叫做下（在泉）？岐伯说：厥阴司天，则少阳在泉，在泉的左间是阳明，右间是太阴；少阴司天则阳明在泉，在泉的左间是太阳，右间是少阳；太阴司天则太阳在泉，在泉的左间是厥阴，右间是阳明；少阳司天则厥阴在泉，在泉的左间是少阴，右间是太阳；阳明司天则少阴在泉，在泉的左间是太阴，右间是厥阴；太阳司天则太阴在泉，在泉的左间是少阳，右间是少阴。这里说的左右是面向南方所见的位置。客气和主气互相交感，客主

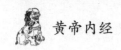

之六气互相加临，若客主之气相得的就属平和，不相得的就要生病。黄帝说：客主之气相得而生病的是什么原因呢？岐伯说：气相得指的是客气生主气，若主气生客气，是上下颠倒，叫做下临上，仍属不当其位，所以也要生病。

【原文】

帝曰：动静何如？岐伯曰：上者右行，下者左行①，左右周天，余而复会也②。帝曰：余闻鬼臾区曰：应地者静。今夫子乃言下者左行，不知其所谓也。愿闻何以生之乎？岐伯曰：天动地静，五运迁复，虽鬼臾区其上候而已，犹不能徧明。夫变化之用，天垂象，地成形③，七曜纬虚④，五行丽地⑤。地者，所以载生成之形类也。虚者，所以列应天之精气⑥也。形精之动，犹根本之与枝叶也，仰观其象，虽远可知也。

帝曰：地之为下否乎？岐伯曰：地为人之下，太虚之中者也。帝曰：冯乎？岐伯曰：大气举之也⑦。燥以干之，暑以蒸之，风以动之，湿以润之，寒以坚之，火以温之。故风寒在下，燥热在上，湿气在中，火游行其间⑧，寒暑六入，故令虚而生化也⑨。故燥胜则地干，暑胜则地热，风胜则地动，湿胜则地泥，寒胜则地裂，火胜则地固矣。

【注释】

①上者右行，下者左行：《类经》二十三卷第四注：

714

"上者右行，言天气右旋，自东而西以降于地。下者左行，言地气左转，自西向东以升于天。"这里所说的右行左行，乃是古代天文学家有关天体视运动的理论，虽然不是日月星宿的真正运行情况，但对于观测天体运动状况及制订历法等，有较大的实用价值。

②左右周天，余而复会也：上者右行，下者左行，一年之时周于天。周天度数为三百六十五又四分之一度，而日月运行则是"三百六十五日而成岁"。这个岁差度数即气余。一年加岁差气余之数，则天地又得复会于始。

③天垂象，地成形：古人认为天在至上，人不可测，但有象可见，日月五星，二十八宿即天之象。垂，自上而及于下。故曰"天垂象"。在地则形成各种有形的物质，故曰"地成形"。

④七曜纬虚：日月五星围绕在太空之中。"纬"，围的意思。虚，太虚，即天空。

⑤五行丽地：金、木、水、火、土五行，是有形的物质，都是附著在大地之上。丽，附著的意思。如《礼记》王制："邮罚丽于事。"注："丽，附也。"

⑥应天之精气：日月五星等，是感受天体之精气而形成。"应"，受的意思。如《国语》周语："其叔父实应且憎。"注："犹受也。"

⑦"地为人之下，……大气举之也"本文所说的位

置，是以天地人三者的位置而论，天当在人之上，地在人之下。并说明地在太虚之中，是以大气为凭依。冯，同凭。《类经》二十三卷第四注："人在地之上，天在人之上。以人之所见言，则上为天，下为地。以天地之全体言，则天包地之外，地居天之中，故曰太虚之中者也。由此观之，则地非天之下矣，然则司天者，主地之上，在泉者，主地之下。五行之丽地者，是为五运，而运行于上下之中者也。此特举地为辨者，盖以明上中下之大象耳。……大气者，太虚之元气也。乾坤万物，无不赖之以立，故地在太虚之中，亦惟元气任持之耳。"

⑧风寒在下，……火游行其间：马莳注："风寒在下，而风居东寒居北。燥热在上，而燥居西热居南。湿气居中央。火于未入之前在湿上，已入之后在湿下，而游行上下之间也。自'地之为下'至此，原地气一皆本于天也。""火游行其间"，注家说法不一。马莳从"入前"与"入后"作解，《类经》二十三卷第四注，则从君、相二火作解曰："惟火有二，君火居湿之上，相火居湿之下，故曰火游行其间也。"《素问经注节解》云："相火者，龙雷之火也，升降不常，倏忽善变，其静也，托根丹田，其动也，五脏六腑无处不到，盖常游行其间矣。"此乃根据人身相火之变化情况立论。上说皆难论定。按：本文之火，当指六气之火，六气之火，乃相火也。在岁气中，相火一

气的时位，主气客气不一，主气少阳相火，在太阴湿土之前；客气少阳相火，在太阴湿土之后，故所谓"火游行其间"，亦或指此。

⑨寒暑六入，故令虚而生化也：《类经》二十三卷第四注："凡寒暑再更而气入者六，非虚无以寓气，非气无以化生，故曰令虚而化生也。""寒暑"，在此指一年。"六入"，指六气下临于地。

【语译】

黄帝说：天地的动静是怎样的呢？岐伯说：天在上，自东而西是向右运行，地在下自西而东是向左运行，左行和右行，当一年的时间，经周天三百六十五度及其余数四分度之一，而复会于原来的位置。黄帝说：我听到鬼臾区说：应地之气是静止而不动的。现在先生乃说"下者左行"，不明白你的意思，我想听听是什么道理。岐伯说：天地的运动和静止，五行的递迁和往复，鬼臾区虽然知道了天的运行情况，但是没有全面的了解。关于天地变化的作用，天显示的是日月二十八宿等星象，地形成了有形的物质。日月五星围绕在太空之中，五行附著在大地之上。所以地载运各类有形的物质。太空布列受天之精气的星象。地之形质与天之精气的运动，就象根本和枝叶的关系。虽然距离很远，但通过对形象的观察，仍然可以晓得它们的情况。

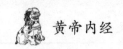

黄帝说：大地是不是在下面呢？岐伯说：应该说大地是在人的下面，在太空的中间。黄帝说：它在太空中间依靠的是什么呢？岐伯说：是空间的大气把它举起来的。燥气使它干燥，暑气使它蒸发，风气使它动荡，湿气使它滋润，寒气使它坚实，火气使它温暖。所以风寒在于下，燥热在于上，湿气在于中，火气游行于中间，一年之内，风寒暑湿燥火六气下临于大地，由于它感受了六气的影响而才化生为万物。所以燥气太过地就干燥，暑气太过地就炽热，风气太过地就动荡，湿气太过地就泥泞，寒气太过地就坼裂，火气太过地就坚固。

【原文】

帝曰：天地之气①，何以候之，岐伯曰：天地之气，胜复之作②，不形于诊也。《脉法》③曰：天地之变，无以脉诊。此之谓也。帝曰：间气④何如？岐伯曰：随气所在，期于左右⑤。帝曰：期之奈何？岐伯曰：从其气则和⑥，违其气则病⑦，不当其位⑧者病，迭移其位⑨者病，失守其位⑩者危，尺寸反⑪者死，阴阳交⑫者死。先立其年，以知其气，左右应见，然后乃可以言死生之逆顺。

【注释】

①天地之气：天气，指司天之气。地气，指在泉之气。

②胜复之作：指胜气和复气的发作。凡本运不及者，

胜我之气往往乘虚而至，便是胜气。胜极则衰，衰则本运之子气复至，便是复气。胜气和复气的发作，没有一定规律，要看当年的变化。所以说："胜复之动时，虽有常位，而气无必也。"就是这个意思。《运气论奥谚解》胜复之图云："气运之不及，则胜者乘其不及而克之，此称为胜。胜后则待其子复仇，此称为复。例如金克木，木之于是火，火是克金的，所以木运不及，金乘木之不及而胜木，待木之子火来则为母复仇，即火克金。"

③《脉法》：当为古医书名。

④间气：每年主令之气的六步，三之气为司天，终之气为在泉，二之气与四之气易位于司天之左右间，初之气，五之气易位于在泉之左右间，故为"间气"。

⑤左右：指左手和右手之脉。王冰注："于左右尺寸四部分位乘之，以知应与不应，过与不过。"

⑥从其气则和：凡主令之气至，与其脉相应，脉搏不强不弱的，便是平和。即至真要大论所谓"厥阴之至其脉弦，少阴之至其脉钩，太阴之至其脉沉，少阳之至大而浮，阳明之至短而涩，太阳之至大而长。至而和则平"的意思。

⑦违其气则病：脉搏与主令之气不相应的便是病象。

⑧不当其位：指当应的脉象，不应于本位，而应于它位。

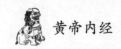

⑨迭移其位：指当应之脉位互相更移，即当应于左，反见于右，当见于右，反见于左。

⑩失守其位：指当应之脉位，不见当应之脉，而反见克贼之脉。《类经》二十三卷第五注："克贼之脉见，而本位失守也。"

⑪尺寸反：指脉当应于寸者，反见于尺，当见于尺者，反见于寸。如子午年少阴脉应于两寸，若反见两尺者，就是尺寸反。王冰注："子午卯酉四岁有之。反，谓岁当阴在寸脉，而脉反见于尺，岁当阳在尺，而脉反见于寸，尺寸俱，乃谓反也。若尺独然，或寸独然，是不应气，非反也。"

⑫阴阳交：指脉当应于左手者，反见于右手，当应于右手者，反见于左手。如巳亥年，少阴脉应见于左寸，而反见于右寸者，就是阴阳交。王冰注："寅申巳亥丑未辰戌八年有之。交谓岁当阴在右脉，反见左；岁当阳在左脉，反见右。左右交见是谓交。若左独然，或右独然，是不应气，非交也。"

【语译】

黄帝说：司天在泉之气，对人的影响，从脉上怎样观察呢？岐伯说：司天和在泉之气，胜气和复气的发作，不表现于脉搏上。《脉法》上说：司天在泉之气的变化，不能根据脉象进行诊察。就是这个意思。黄帝说：间气的反应怎样呢？岐伯说：可以随着每年间气应于左右手的脉搏去测知。黄帝说：怎样测知呢？岐伯说：脉气与岁气相应的就平和，脉气与岁气相违的就生病，相应之脉不当其位而见于他位的要生病，左右脉互移其位的要生病，相应之脉位反见于克贼脉象的，病情危重，两手尺脉和寸脉相反的，就要死亡，左右手互相交见的，也要死亡。首先要确立每年的运气，以测知岁气与脉象相应的正常情况，明确左右间气应当出现的位置，然后才可以预测人的生死和病情的逆顺。

【原文】

帝曰：寒暑燥湿风火，在人合之奈何？其于万物，何以生化？岐伯曰：东方生风，风生木，木生酸，酸生肝，肝生筋，筋生心。其在天为玄，在人为道，在地为化。化生五味，道生智，玄生神，化生气。神在天为风，在地为木，在体为筋，在气为柔，在脏为肝。其性为暄①，其德②为和，其用为动，其色为苍，其化为荣，其虫③毛，其政④为散，其令④宣发，其变摧拉⑤，其眚⑥为陨，其味为酸，其志为怒。怒伤肝，悲胜怒，风伤肝，燥胜风；酸伤筋，辛胜酸。

【注释】

①暄（xuān 喧）：温暖。

②德：得也。指气候的正常变化赋与万物之影响，如

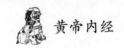

有所得的意思。

③虫：在此指动物的总名称。古人把动物分为五大类，称为五虫。《大戴礼记》："有羽之虫三百六十而凤凰为之长：有毛之虫三百六十而麒麟为之长；有甲之虫三百六十而神龟为之长；有鳞之虫三百六十而蛟龙为之长；有倮之虫三百六十而圣人为之长。"

④政、令：指气候变化，加于万物的某些作用，比喻统治者所施行的"政"、"令"。

⑤摧拉：损折败坏的意思。拉，《说文》："摧也。"《玉篇》："摧折也，"

⑥眚（shěng 省）：灾的意思。

【语译】

黄帝说：寒暑燥湿风火六气，与人体怎样应合呢？对于万物的生化，又有什么关系呢？岐伯说：东方应春而生风，春风能使木类生长，木类生酸味，酸味滋养肝脏，肝滋养筋膜，肝气输于筋膜，其气又能滋养心脏。六气在天为深远无边，在人为认识事物的变化规律，在地为万物的生化。生化然后能生成五味，认识了事物的规律，然后能生成智慧，深远无边的宇宙，生成变化莫测的神，变化而生成万物之气机。神的变化，具体表现为：在天应在风，在地应在木，在人体应在筋，在气应在柔和，在脏应在肝。其性为温暖，其德为平和，其功用为动，其色为青，其生化为繁荣，其虫为毛虫，其政为升散，其令为宣布舒发，其变动为摧折败坏，其灾为陨落，其味为酸，其情志为怒。怒能伤肝，悲哀能抑制怒气；风气能伤肝，燥气能克制风气；酸味能伤筋，辛味能克制酸味。

【原文】

南方生热，热生火，火生苦，苦生心，心生血，血生脾。其在天为热，在地为火，在体为脉，在气为息①，在脏为心。其性为暑，其德为显②，其用为躁，其色为赤，其化为茂③，其虫羽，其政为明④，其令郁蒸⑤，其变炎烁，其眚燔炳⑥，其味为苦，其志为喜。喜伤心，恐胜喜；热伤气，寒胜热；苦伤气，咸胜苦。

【注释】

①息：在此指阳气生长。《礼记》月令注："阳生为息。"王冰注："息，长也。"

②显：王冰注："明显见象，定而可取，火之德也。"

③茂：茂盛。

④明：《易经》系辞："日月相推而明生焉。"《说文》："照也。"在此有物象显明之义。

⑤郁蒸：王冰注："郁，盛也。蒸，热也。言盛热气如蒸也。"新校正云："详注谓'郁'为'盛'，其义未安。按王冰注五常政大论云：郁谓郁燠，不舒畅也。当如此解。"按：五常政大论乃指火运不及伏明之纪，"其气

郁"。故王解为"郁燠，不舒畅"。此乃火运常气，当以此解为是。又，"郁"训"盛"，亦有常例，如《诗经》晨风："郁彼北林。"郁即盛貌，可证。

⑥焫（ruò 弱）：烧的意思。

【语译】

南方应夏而生热，热盛则生火，火能生苦味，苦味入心，滋养心脏，心能生血，心气通过血以滋养脾脏。变化莫测的神，其具体表现为：在天应在热，在地应在火，在人体应在脉，在气应在阳气生长，在脏应在心。其性为暑热，其德为显现物象，其功用为躁动，其色为赤，其生化为茂盛，其虫为羽虫，其政为明显，其令为热盛，其变动为炎热灼烁，其灾为燔灼焚烧，其味为苦，其情志为喜。喜能伤心，恐惧能抑制喜气；热能伤气，寒能克制热气；苦味能伤气，咸味能克制苦味。

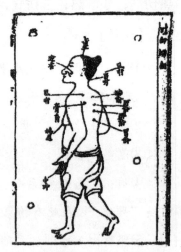

明万历刊本《杨敬斋针灸全书》针灸方图中的吐血衄血取穴图

【原文】

中央生湿，湿生土，土生甘，甘生脾，脾生肉，肉生肺。其在天为湿，在地为土，在体为肉，在气为充①，在脏为脾。其性静兼②，其德为濡，其用为化，其色为黄，其化为盈，其虫倮③，其政为谧④，其令云雨，其变动注⑤，其眚淫溃⑥，其味为甘，其志为思。思伤脾，怒胜思；湿伤肉，风胜湿；甘伤脾，酸胜甘。

【注释】

①充：充盈的意思。王冰注："土气施化则万象盈。"

②静兼：《类经》三卷第六注："脾属至阴，故其性静。土养万物，故其性兼。"兼，在此作兼并解。

③倮：指倮虫。《大戴礼》孙希旦集解："凡物无羽毛鳞介，若（蛙本字）蟆之属，皆倮虫也。而人则倮虫之最灵者。"

④谧：安静。

⑤注：王冰注："注，雨久下也。"

⑥淫溃：王冰注："淫，久雨也。溃，土崩溃也。"

【语译】

中央应长夏而生湿，湿能生土，土能生甘味，甘味入脾，能滋养脾脏，脾能滋养肌肉，脾气通过肌肉而滋养肺脏。变化莫测的神，其具体表现为：在天应于湿，在地应于土，在人体应于肉，在气应于物体充盈，在脏应于脾。其性安静能兼化万物，其德为濡润，其功用为化生，其色黄，其生化为万物盈满，其虫为倮虫，其政为安静，其令为布化云雨，其变动为久雨不止，其灾为湿雨土崩，其味

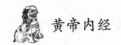

为甘，其情志为思。思能伤脾，忿怒能抑制思虑；湿能伤肌肉，风能克制湿气；甘味能伤脾，酸味能克制甘味。

【原文】

西方生燥，燥生金，金生辛，辛生肺，肺生皮毛，皮毛生肾。其在天为燥，在地为金，在体为皮毛，在气为成①，在脏为肺。其性为凉，其德为清②，其用为固③，其色为白，其化为敛，其虫介④，其政为劲⑤，其令雾露，其变肃杀⑥，其眚苍落⑦，其味为辛，其志为忧。忧伤肺，喜胜忧；热伤皮毛，寒胜热；辛伤皮毛，苦胜辛。

【注释】

①成：成熟、成就的意思。张志聪注："成者，万物感秋气而成也。"

②清：据气交变大论作"其德清洁"之文，则清在此当为洁净之义。

③固：坚固的意思。《类经》三卷第六注："坚而能固，金之用也。"

④介：指介虫，即有甲壳一类的动物。

⑤劲：刚劲急切的意思。

⑥肃杀：有严酷摧残的意思。常用来形容秋冬的气象。如《汉书》礼乐志："秋气肃杀。"

⑦苍落：王冰注："青干而凋落。"

【语译】

西方应秋而生燥，燥能生金，金能生辛味，辛味入肺而能滋养肺脏，肺能滋养皮毛，肺气通过皮毛而又能滋养肾脏。变化莫测的神，其具体表现为：在天应于燥，在地应于金，在人体应于皮毛，在气应于万物成熟，在脏应于肺。其性为清凉，其德为洁净，其功用为坚固，其色白，其生化为收敛，其虫为介虫，其政为刚劲急切，其令为雾露，其变动为严酷摧残，其灾为青干而凋落，其味为辛，其情志为忧愁。忧能伤肺，喜能抑制忧愁；热能伤皮毛，寒能克制热气；辛味能伤皮毛，苦味能克制辛味。

【原文】

北方生寒，寒生水，水生咸，咸生肾，肾生骨髓，髓生肝。其在天为寒，在地为水，在体为骨，在气为坚①，在脏为肾，其性为凛，②其德为寒，其用为藏，其色为黑，其化为肃，③其虫鳞④，其政为静⑤，其令霰⑥雪，其变凝冽⑦，其眚冰雹，其味为咸，其志为恐。恐伤肾，思胜恐；寒伤血，燥胜寒；咸伤血，甘胜咸。

五气更立，各有所先⑧，非其位则邪，当其位则正。

【注释】

①坚：坚定的意思。王冰注："柔耎之物，遇寒则坚，寒之化也。"

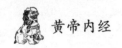

②凛：在此有严凛的意思。高士宗注："凛，严厉也。冬气严厉而寒，故其性为凛。"

③肃：在此有整肃的意思。

④鳞：指鳞虫，即有鳞类动物。

⑤静：在此有平静的意思。

⑥霰（xiàn 线）：空中降落的白色不透明的小冰粒，俗称"米雪"或"粒雪"。

⑦凝冽：在此有寒冷冻冰的意思。水结成冰为凝。寒冷为冽。

⑧五气更立，各有所先：《类经》三卷第六注："五行之气，化有不同，天干所临，是为五运，地支所司，是为六气，五运六气，皆有主客之分，故岁时变迁，五气更立，各有所先，以主岁气也。"

【语译】

北方应冬而生寒，寒能生水，水能生咸味，咸味入肾而能滋养肾脏，肾能滋养骨髓，肾气通过骨髓而能滋养肝脏。变化莫测的神，其具体表现为：在天应于寒，在地应于水，在人体应于骨，在气应于物体坚实，在脏应于肾。其性为严凛，其德为寒冷，其功用为闭藏，其色黑，其生化为整肃，其虫为鳞虫，其政为平静，其令为霰雪，其变动为水冰气寒，其灾为冰雹，其味为咸，其情志为恐。恐能伤肾，思能抑制恐惧；寒能伤血，燥能克制寒气；咸味能伤血，甘味能克制咸味。

上述五方之气，互相更替以主时气之所至，各有先期，若气来于不应主时之方位者，为邪气，气来于主时之方位者，为正气。

【原文】

帝曰：病生之变何如？岐伯曰：气相得则微，不相得则甚①。帝曰：主岁②何如？岐伯曰：气有余则制已所胜而侮所不胜；其不及则已所不胜侮而乘之，已所胜轻而侮之③；侮反受邪，侮而受邪，寡于畏④也。帝曰：善。

【注释】

①气相得则微，不相得则甚：《类经》三卷第六注："主客相遇，上下相临，气有相得不相得，则病变由而生矣。相得者，如彼此相生，则气和而病微；不相得者，如彼此相克，则气乘而病甚也。"

②主岁：指五运六气，各有主岁之时。

③气有余则制已所胜，……已所胜轻而侮之：此乃说明五行之气的制侮关系。凡本气有余，则可以克制我所胜之气，欺侮我所不胜之气；本气不足，则我所不胜者，必乘不足而欺侮之，我所胜者，亦必轻蔑而欺侮之。如木有余则可以制土侮金；木不足，则金气侮而乘之，土气轻而侮之。余类推。侮，欺侮，有恃强凌弱的意思。乘，趁着，有乘虚侵袭的意思。轻，轻蔑畏的意思。

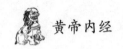

④寡于畏:《类经》三卷第六注:"五行之气,各有相制,畏其所制,乃能守位,寡于畏则肆无忌惮,而势极必衰,所以反受其邪。"

【语译】

黄帝说:邪气致病所发生的变化是怎样的呢?岐伯说:来气与主时之方位相合,则病情轻微,来气与主时之方位不相合,则病情严重。黄帝说:五气主岁是怎样的呢?岐伯说:凡气有余,则能克制自己所不能胜过的气,而又能欺侮自己所能胜过的气;气不足,则自己所不能胜过的气趁其不足而来欺侮,自己所能胜过的气,也对其轻蔑地进行欺侮;由于本气有余而进行欺侮或乘别气之不足而进行欺侮的,也往往要受邪,是因为它无所畏忌,盛极必衰,亦必为别气所乘的缘故。黄帝说:好。

六微旨大论篇第六十八

【题解】

本篇阐明天道六六之节,以应天气、应地理,突出主岁主时加临之六气。因所论各节内容,至为精微,故称"六微旨"。

【原文】

黄帝问曰:呜呼远哉!天之道①也,如迎浮云,若视深渊，视深渊尚可测，迎浮云莫知其极。夫子数言谨奉天道，余闻而藏之，心私异之，不知其所谓也。愿夫子溢志②尽言其事，令终不灭，久而不绝。天之道可得闻乎？岐伯稽首再拜对曰：明乎哉问天之道也！此因天之序，盛衰之时也③。

【注释】

①天之道：此指气象变化的自然规律。

②溢志：情志洋溢的意思。

③此因天之序，盛衰之时也：凡天地气象变化的规律，是由于运气秩序的变更，表现为四时之气的盛衰。《类经》二十三卷第六注："因天道之序更，所以成盛衰之时变也。"

【语译】

黄帝问道：天的规律非常远大呀！如象仰望空中的浮云，又像看望深渊一样，渊虽深还可以被测知，仰望浮云则不知它的终极之处。先生多次谈到，要小心谨慎地尊奉气象变化的自然规律，我听到以后，都怀记下来，但是心里独自有些疑惑，不明白说的是什么意思。请先生热情而详尽地讲讲其中的道理，使它永远地流传下去，久而不至灭绝。你可以把它的规律讲给我听吗？岐伯再次跪拜回答说：你提的问题很高明啊！这是由于运气秩序的变更，表现为自然气象盛衰变化的时位。

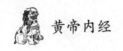

【原文】

帝曰：愿闻天道六六之节盛衰何也？岐伯曰：上下有位，左右有纪①。故少阳之右，阳明治之；阳明之右，太阳治之；太阳之右，厥阴治之；厥阴之右，少阴治之；少阴之右，太阴治之；太阴之右，少阳治之②。此所谓气之标③，盖南面而待也。故曰，因天之序，盛衰之时，移光定位，正立而待之④，此之谓也。少阳之上，火气治之，中见厥阴⑤；阳明之上，燥气治之，中见太阴；太阳之上，寒气治之，中见少阴；厥阴之上，风气治之，中见少阳；少阴之上，热气治之，中见太阳；太阴之上，湿气治之，中见阳明。所谓本也，本之下，中之见也，见之下，气之标也，本标不同，气应异象⑥。

【注释】

①左右有纪：左右间气有一定的条理。左右，指左右间气。纪，在此有条理的意思。

②故少阳之右，阳明治之；……太阴之右，少阳治之：本处所指左右，是位北面南所定。东为左，西为右，所以在少阳的右面，是阳明主治，以下按三阳三阴顺推。这里的三阳三阴的顺序，是按阴阳多少排定，少阳为一阳，阳明为二阳。太阳为三阳；厥阴为一阴，少阴为二阴，太阴为三阴。就是以后所说的客气六步，其时位每年有所变动。详见后文。

③气之标：气指六气。标，木的末端。《韵会》："木末也。"引伸为事物之末者。此指三阴三阳为六气之标，六气为三阴三阳之本。

④移光定位，正立而待之：此指古代观日影以定时的方法。最初只是直立在地平面上的一根竿子或柱子，从竿子与太阳所成的影子，可以测定一年季节的长短，黄、赤道的交角，地方真太阳时（即日规所指示的时刻）及纬度等。后来逐步改进成特制的仪器。王冰注："移光，谓日移光。定位，谓南面观气，正立观岁，数气之至，则气可待之也。"《隋书》天文志："祖暅造八尺铜表，其下与圭相连，圭上为沟，置水以取平正，揆测日晷，求其盈缩。"这就是有关利用日晷测量时刻的记载（见图六）。

⑤中见厥阴：《类经》二十三卷第六注："此以下言三阴三阳各有表里，其气相通，故各有互根之中气也。少阳之本火，故火气在上，与厥阴相表里，故中见厥阴，是以相火而兼风木之化也。"此下即所谓本、标、中见。本指六气，标指三阴三阳，中见指三阴三阳之互为表里者。如子午年，少阴司天，便是热气为本，少阴为标，与少阴相表里的太阳为中见。余类推。

⑥气应异象：下文曰："气，脉其应也。"也就是说：脉应于不同之气，则有不同的病象。《类经》二十三卷第六注："岁气有寒热之非常者，诊法有脉从而病反者，病

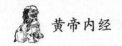

有生于本，生于标，生于中气者。治有取本而得，取标而得，取中气而得者，此皆标本之不同，而气应之异象。"《素问直解》注："六气应病不同，故气应异象。象，病形也。"

【语译】

黄帝说：我想听听关于天道六六之节的盛衰情况是怎样的？岐伯说：六气司天在泉，有一定位置，左右间气，有一定的条理。所以少阳的右间，是阳明主治；阳明的右间，是太阳主治；太阳的右间，是厥阴主治；厥阴的右间，是少阴主治；少阴的右间，是太阴主治；太阴的右间，是少阳主治。这就是所说的六气之标，是面向南方而定的位置。所以说，要根据自然气象变化的顺序和盛衰的时间，及日影移动的刻度，确定位置，南面正立以进行观察。就是这个意思。少阳司天，火气主治，少阳与厥阴相表里，故厥阴为中见之气；阳明司天，燥气主治，阳明与太阴相表里，故太阴为中见之气；太阳司天，寒气主治，太阳与少阴相表里，故少阴为中见之气；厥阴司天，风气主治，厥阴与少阳相表里，故少阳为中见之气；少阴司天，热气主治，少阴与太阳相表里，故太阳为中见之气；太阴司天，湿气主治，太阴与阳明相表里，故阳明为中见之气。这就是所谓本元之气，本气之下，是中见之气，中见之下，是气之标，由于本和标不同，应之于脉则有差异，而病形也就不一样。

【原文】

帝曰：其有至而至^①，有至而不至，有至而太过，何也？岐伯曰：至而至者和；至而不至，来气不及气；未至而至，来气有余也^②。帝曰：至而不至，未至而至如何？岐伯曰：应则顺，否则逆，逆则变生，变生则病^③。帝曰：善。请言其应。岐伯曰：物，生其应也^④。气，脉其应也^⑤。

【注释】

①至而至：前"至"指时之至，后"至"指气之至。如夏季至，热气亦至，即至而至。王冰注："时至而气至，和平之应，此则为平岁也。"

②至而不至，……来气有余也：指时至而气不至，为应至之气不足；时未至而气已至，为应至之气有余。王冰注："假令甲子岁气有余，于癸亥岁未当至之期，先时而至也。乙丑岁气不足，于甲子岁当至之期，后时而至也。故曰来气不及，来气有余也。言初

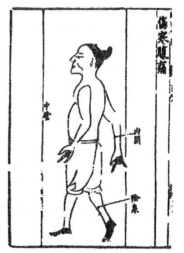

明万历刊本《杨敬斋针灸全书》针灸方图中的伤寒腹痛取穴图

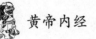

气之至期如此。岁气有余，六气之至皆先时；岁气不及，六气之至皆后时。先时后至，后时先至，各差三十日而应也。"

③应则顺，……变生则病：凡时至而气亦至者为应，应则顺。时至而气不至，或时未至而气已至者为否，否则逆。逆则气候必有异变，有异变则致病于万物。《类经》二十三卷第六注："当期为应，愆期为否，应则顺而生化之气正，否则逆而胜复之变生，天地变生则万物亦病矣。"

④物，生其应也：万物对于六气的感应，表现于其生长的情况。吴崐注："生长化收藏，物之应也。"

⑤气，脉其应也：天气变化，亦必影响人体之气，在脉象上，可以反映出来。

【语译】

黄帝说：六气有时至而气亦至的，有时至而气不至的，有先时而气至太过的，这是为什么呢？岐伯说：时至而气亦至的，为和平之年；时至而气不至的，是应至之气有所不及；时未至而气已至，是应至之气有余。黄帝说：时至而气不至，时未至而气已至的会怎样呢？岐伯说：时与气相应的是顺，时与气不相应的是逆，逆就要发生反常的变化，反常的变化就要生病。黄帝说：好，请你再讲讲其相应的情况。岐伯说：万物对六气的感应，表现于其生长的情况。六气对于人体的影响，从脉象上可以反映出来。

【原文】

帝曰：善。愿闻地理之应六节气位①何如？岐伯曰：显明②之右，君火之位也；君火之右，退行一步③，相火治之；复行一步，土气治之；复行一步，金气治之；复行一步，水气治之；复行一步，木气治之；复行一步，君火治之。相火之下，水气承④之；水位之下，土气承之；土位之下，风气承之；风位之下，金气承之；金位之下，火气承之；君火之下，阴精承之⑤。帝曰：何也？岐伯曰：亢则害，承乃制⑥，制则生化，外列盛衰⑦，害则败乱，生化大病。

【注释】

①地理之应六节气位：《类经》二十三卷第六注："此下言地理之应六节，即主气之静而守位者也，故曰六位，亦曰六步，乃六气所主之位也。"此处说的是主气六步的方位和时间，主气六步，地气所化，年年相同，所以说："地理之应，""静而守位。"

②显明：显明之位，正当日出之所，卯正之位。在一年的时间里，则正当春分时。王冰注："日出谓之显明，则卯地，气春分（原作分春，据守山阁本校文改）也。"

③退行一步：《类经》二十三卷第六注："退行一步，谓退于君火之右一步也。"主气六步，运转的方向是自右

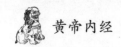

而左，即自西而东，故为退行。六气分主一年，有如行走了六步，故每一气也称一步。初之气自大寒至惊蛰，二之气自春分至立夏，三之气自小满至小暑，四之气自大暑至白露，五之气自秋分至小雪，终之气自大雪至小寒。每步等于六十点八七五日，六步合计三百六十五点二五日，即一年。

④承：承袭的意思。与上篇所谓"其不及则己所不胜侮而乘之"之义同。承之者，都是己所不胜之气。说明六气之中，借此相互制约的关系，以维持其正常的气化，若这种关系被破坏，就要发生反常之变。吴崐注："六气各专一令，专令者常太过，故各有所承，所以防其太过，不欲其亢甚为害也。"

⑤君火之下，阴精承之：五行数五，六气数六，其中火分为二，故有君火相火之别。君火亦阳之属，所以君火之下，阴精承之，乃阴能制阳的意思。

⑥亢则害，承乃制：天之六气各专其性，正常时则有益于万物的生化，太过则有损于万物的生化。六气又各畏其所不胜，六气盛极，其不胜之气则承而制之。所以说："亢则害，承乃制。"《类经》二十三卷第六注："亢者，盛之极也。制者，因其极而抑之也。盖阴阳五行之道，亢极则乖，而强弱相残矣，故凡有偏盛，则必有偏衰，使强无所制，则强者愈强，弱者愈弱，而乖乱日甚。所以亢而

过甚，则害乎所胜，而承其下者，必从而制之。"

⑦外列盛衰：马莳注："外列，谓天之六气运列于外者。"高士宗注："外列盛衰者，盛已而衰，衰已而盛，四时之气可征也。"

【语译】

黄帝说：好。我想听你讲讲六气之应于地理位置是怎样的呢？岐伯说：显明正当春分之时，它的右边，为君火主治之位；君火的右边，再退行一步，为相火主治之位；再退行一步，为土气主治之位；再退行一步，为金气主治之位；再退行一步，为水气主治之位；再退行一步，为木气主治之位；再退行一步，为君火主治之位。六气各有相克之气，承于其下，以制约之。水能制火，相火的下面，水气承之；土能制水，水位的下面，土气承之；木能制土，土位的下面，风气承之；金能制木，风位之下，金气承之；火能制金，金位之下，火气承之；阴能制阳，君火的下面，阴精承之。黄帝说：这是什么原因呢？岐伯说：六气亢盛时就要为害，相承之气，可以制约它，递相制约才能维持正常的生化，在四时之气中表现为气盛者必衰，衰者必盛，若亢盛为害则生化之机毁败紊乱，必然发生大病。

【原文】

帝曰：盛衰何如？岐伯曰：非其位①则邪，当其位则

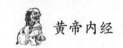

正，邪则变甚，正则微。帝曰：何谓当位？岐伯曰：木运临卯，火运临午，土运临四季②，金运临酉，水运临子。所谓岁会，气之平也③。帝曰：非位何如？岐伯曰：岁不与会也。帝曰：土运之岁，上见太阴；火运之岁，上见少阳、少阴；金运之岁，上见阳明；木运之岁，上见厥阴；水运之岁，上见太阳，奈何？岐伯曰：天之与会也。故《天元册》曰天符。帝曰：天符岁会何如？岐伯曰：太一天符④之会也。

帝曰：其贵贱何如？岐伯曰：天符为执法⑤，岁位⑥为行令⑦，太一天符为贵人⑧。帝曰：邪之中也奈何？岐伯曰：中执法者，其病速而危；中行令者，其病徐而持；中贵人者，其病暴而死⑨。帝曰：位之易也何如？岐伯曰：君位臣则顺，臣位君则逆⑩，逆则其病近，其害速；顺则其病远，其害微。所谓二火也。

【注释】

①位：指十二地支在方位中的位置。正北为子位，属水；正南为午位，属火；正东为卯位，属木；正西为酉位，属金。丑寅居东北隅中，辰巳居东南隅中，未申居西南隅中，戌亥居西北隅中。土位中央，寄旺于四季各十八日，所以辰戌丑未属土。

②土运临四季：新校正云："土运临四季，甲辰、甲戌、己丑、己未岁也。"

③所谓岁会，气之平也：马莳注："所谓岁会，气之平者，言此八岁，皆岁与五运相会而气平和。"凡此岁会之年，即指岁运与五行所应之位相会者属平气，与后文五常政大论所言之平气，似不尽相同。

④太一天符：即天元纪大论中所说的三合。共有四年，即戊午、己丑、己未、乙酉。《类经》二十四卷第七注："太一天符者，尊之之号也，故太乙天符称贵人。"

⑤执法：王冰注："执法犹相辅。"《运气论奥谚解》云："执法是执柄、执权的意思。有如执行国政，其权威震于天下，所以天符的岁气，速而且强。"

⑥岁位：与岁会义同，《运气论奥谚解》云："岁位，这里仅是指岁会而言。"

⑦行令：岁会之气，比喻施行政令一般。王冰注："行令犹方伯。"《运气论奥谚解》云："犹言诸侯。诸侯各司其国，威力只限于本国，施行不广。……其岁势较之天符，缓而不烈。"

⑧贵人：王冰注："贵人犹君主。"《运气论奥谚解》云："贵人犹言君主，君主统率上下，为万方之主，任意施威于天下，其气甚盛。太一天符的岁势，在三者之中，专而最盛，所以比作贵人。

⑨中执法者，……其病暴而死：《类经》二十四卷第七注："中执法者，犯司天之气也，天者生之本，故其病

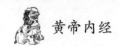

速而危。中行令者，犯地支之气也，害稍次之，故其病徐而持。持者，邪正相持，而吉凶相半也。中贵人者，天地之气皆犯矣，故暴而死。按此三者，地以天为主，故中天符者，甚于岁会，而太一天符者，乃三气合一，其盛可知，故不犯则已，犯则无能解也，人而受之不能免矣。"

⑩君位臣则顺，臣位君则逆：指君火与相火的关系。君火与相火在主气与客气中，各有所司之位，君火为君，相火为臣，若少阴君火司天之位，加于主气少阳相火之上，是君位臣，也叫上临下，为顺。反之为逆。

【语译】

黄帝说：气的盛衰是怎样的呢？岐伯说：不当其位的是邪气，恰当其位的是正气，邪气则变化很严重，正气则变化很轻微。黄帝说：怎样叫作恰当其位呢？岐伯说：例如木运遇到卯年，火运遇到午年，土运遇到辰、戌、丑、未年，金运遇到酉年，水运遇到子年，乃是中运之气与年支方位五行之气相同。所说的"岁会"，为运气和平之年。黄帝说：不当其位是怎样的呢？岐伯说：就是中运不与年支方位五行之气相会。黄帝说：土运之年，遇到太阴司天；火运之年，遇到少阳、少阴司天；金运之年，遇到阳明司天；木运之年，遇到厥阴司天；水运之年，遇到太阳司天是怎样的呢？岐伯说：这是中运与司天相会。所以《天元册》中叫作"天符"。黄帝说：既是"天符"，又是

"岁会"的是怎样的呢？岐伯说：这叫作"太一天符"。黄帝说：它们有什么贵贱的不同吗？岐伯说：天符好比执法，岁会好比行令，太一天符好比贵人。黄帝说：邪气中人发病时，三者有什么区别呢？岐伯说：中于执法之邪，发病快速而危重；中于行令之邪，发病缓慢而持久；中于贵人之邪，发病急剧而多死。黄帝说：主气客气位置互易时是怎样的呢？岐伯说：君位客气居于臣位主气之上的为顺，臣位客气，居于君位主气之上的为逆。逆者发病快而急，顺者发病慢而轻。这里主要是指君火和相火说的。

【原文】

帝曰：善。愿闻其步何如？岐伯曰：所谓步者，六十度而有奇①。故二十四步积盈百刻而成日②也。

帝曰：六气应五行之变何如？岐伯曰：位有终始③，气有初中④，上下⑤不同，求之亦异也。帝曰：求之奈何？岐伯曰：天气始于甲，地气始于子⑥，子甲相合，命曰岁立⑦，谨候其时，气可与期。帝曰：愿闻其岁，六气始终，早晏何如？岐伯曰：明乎哉问也！甲子之岁，初之气，天数始于水下一刻⑧，终于八十七刻半；二之气，始于八十七刻六分，终于七十五刻；三之气，始于七十六刻，终于六十二刻半；四之气，始于六十二刻六分，终于五十刻；五之气，始于五十一刻，终于三十七刻半；六之气，始于三十七刻六分，终于二十五刻。所谓初六⑨，天之数⑩也。

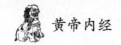

乙丑岁，初之气，天数始于二十六刻，终于一十二刻半；二之气，始于一十二刻六分，终于水下百刻；三之气，始于一刻，终于八十七刻半；四之气，始于八十七刻六分，终于七十五刻；五之气，始于七十六刻，终于六十二刻半；六之气，始于六十二刻六分，终于五十刻。所谓六二，天之数也。丙寅岁，初之气，天数始于五十一刻，终于三十七刻半；二之气，始于三十七刻六分，终于二十五刻；三之气，始于二十六刻，终于一十二刻半；四之气，始于一十二刻六分，终于水下百刻；五之气，始于一刻，终于八十七刻半；六之气，始于八十七刻六分，终于七十五刻。所谓六三，天之数也。丁卯岁，初之气，天数始于七十六刻，终于六十二刻半；二之气，始于六十二刻六分，终于五十刻；三之气，始于五十一刻，终于三十七刻半；四之气，始于三十七刻六分，终于二十五刻；五之气，始于二十六刻，终于一十二刻半；六之气，始于一十二刻六分，终于水下百刻。所谓六四，天之数也。次戊辰岁，初之气，复始于一刻，常如是无已，周而复始。

帝曰：愿闻其岁候何如？岐伯曰：悉乎哉问也！日行一周⑪，天气始于一刻，日行再周，天气始于二十六刻，日行三周，天气始于五十一刻，日行四周，天气始于七十六刻，日行五周，天气复始于一刻，所谓一纪⑫也。是故寅午戌岁气会同⑬，卯未亥岁气会同，辰申子岁气会同，巳酉丑岁气会同，终而复始。

【注释】

①六十度而有奇：即一气所主一步的度数为六十度有零。古人根据四分历法，定周天数为三百六十五点二五度，按日数为三百六十五点二五日，即地球绕太阳公转一周的日数。古人将每日分为一百刻，每刻为十分。三百六十五点二五日每一步的实际日数为六十点八七五日，所以说"六十度有奇"。

②二十四步积盈百刻而成日：每年为六步，二十四步就是四年。盈指每年余数二十五刻，四年即一百刻，乃为一日。本处所用的计算方法，属四分历法。也就是把一年定为三百六十五点二五日。因其将整日后的余数定为四分之一，故曰四分历。

③位有终始：指地理应六气的位置，有开始和终止的时限。王冰注："位，地位也。"

④气有初中：指六气的每一步又分两段，前段为初气，后段为中气。初气，地气用事。中气，天气用事。每段为三十日四十三又四分之三刻。王冰注："气与位互有差移，故气之初，天用事；气之中，地主之。地主则气流于地，天用则气腾于天。"

⑤上下：指天气和地气。

⑥天气始于甲，地气始于子：天干以纪天气，其起首

为甲，地支以纪地气，其起首为子。

⑦子甲相合，命曰岁立：干支纪年法，即用天干地支，阳干配阳支，阴干配阴支的方法结合起来，则每岁的气运乃立。子甲相合，为甲子年，乃六十花甲之首。

⑧水下一刻：古代计时的仪器叫"漏壶"，即一般所说的铜壶滴漏，又称壶漏、铜漏、或铜壶漏刻。其法以铜壶盛水，壶底穿一孔，壶中立箭，箭上刻度数一百，即一百

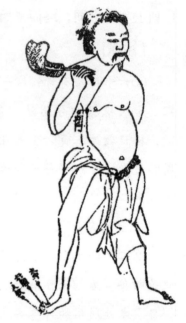

明代吴嘉言《针灸原枢》经穴图中的足厥阴肝经之图

刻，每刻为十分，壶水由底孔逐渐外漏，箭上的刻度逐渐显露，在一昼夜，壶水即全部漏出，箭上的刻度亦全部显露，就根据箭上露出的刻数来计时。所谓"水下一刻"，并非水平面与一刻度数平齐处，乃是指壶水开始下降之位置，因其在一刻的范围中，古人习惯上就称之为一刻。每日漏水开始的时间是在寅时，相当于现在时钟的三点零分。

⑨初六：六即上述所谓六步。第一个六步，谓之"初

六"，下"六二"、"六三"、"六四"同此义。

⑩天之数：即天时六气终始的刻数。

⑪日行一周：指太阳运行一周的时间，也就是一年的时间。日行，乃指太阳的视运动，为太阳在天体视运动轨道上的运行，实则为地球公转的运动周期。

⑫纪：王冰注："法以四年为一纪，循环不已。余三岁以会同，故有三合也。"

⑬岁气会同：乃岁时与六气会同之时，即所谓"初之气，天气始于水下一刻"之时。

【语译】

黄帝说：好。我想听听关于六步的情况是怎样的？岐伯说：所谓"步"，就是指六十度有零的时间，每年是六步，所以在二十四步中，也就是四年内，积每年刻度的余数共为一百刻，就成为一日。

黄帝说：六气应于五行的变化是怎样的呢？岐伯说：每一气所占的位置，是有始有终的，一气中又分为初气和中气，由于天气和地气的不同，所以推求起来，也就有了差异。黄帝说：怎样推求呢？岐伯说：天气始于天干之甲，地气始于地支之子，子和甲结合起来，就叫"岁立"，谨密地注意交气的时间，六气变化的情况，就可以推求出来。黄帝说：我想听听关于每年六气的始终早晚是怎样的？岐伯说：你提这个问题是很高明的啊！甲子之年，初之气，天时的刻数，开始于漏水下一刻，终于八十七刻五分；二之气，开始于八十七刻六分，终止于七十五刻；三之气，开始于七十六刻，终止于六十二刻五分；四之气，开始于六十二刻六分，终止于五十刻；五之气，开始于五十一刻，终止于三十七刻五分；六之气，开始于三十七刻六分，终止于二十五刻。这就是所说的第一个六步，天时终始的刻数。乙丑之年，初之气，大时的刻数，开始于二十六刻，终止于十二刻五分；二之气，开始于十二刻六分，终止于漏水下至一百刻；三之气，开始于一刻，终止于八十七刻五分；四之气，开始于八十七刻六分，终止于七十五刻；五之气，开始于七十六刻，终止于六十二刻五分；六之气，开始于六十二刻六分，终止于五十刻。这就是所说的第二个六步，天时终始的刻数。丙寅之年，初之气，天时的刻数开始于五十一刻，终止于三十七刻五分；二之气，开始于三十七刻六分，终止于二十五刻；三之气，开始于二十六刻，终止于十二刻五分；四之气，开始于十二刻六分，终止于漏水下至一百刻；五之气，开始于一刻，终止于八十七刻五分；六之气，开始于八十七刻六分，终止于七十五刻；这就是所说的第三个六步，天时终始的刻数。丁卯之年，初之气，天时的刻数开始于七十六刻，终止于六十二刻五分；二之气，开始于六十二刻六分，终止于五十刻；三之气，开始于五十一刻，终止于三十七刻五分；四之气，开始于三十七刻六分，终止于二十五刻；五之气，开始于二十六刻，终止于十二刻五分；六之气，开始于十二刻六分，终止于漏水下至一百刻。这就是所说的第四个六步，天时终始的刻数。依次相推便是戊辰年，初之气，又开始于一刻，经常如此，没有终时，一周之后又重新开始。

黄帝说：我想听听每年的计算方法？岐伯说：你问的很详尽啊！太阳运行第一周时，天时开始于一刻，太阳运行于第二周时，天时开始于二十六刻，太阳运行于第三周时，天时开始于五十一刻，太阳运行于第四周时，天时开始于七十六刻，太阳运行于第五周时，天时又开始于一刻，太阳运行四周，就叫做"一纪"。所以寅、午、戌三年，岁时与六气会同，卯、未、亥三年，岁时与六气会同，辰、申、子三年，岁时与六气会同，巳、酉、丑三年，岁时与六气会同，周流不息，终而复始。

【原文】

帝曰：愿闻其用也。岐伯曰：言天者求之本①，言地者求之位②，言人者求之气交③。帝曰：何谓气交？岐伯曰：上下之位，气交之中，人之居也。故曰：天枢④之上，天气主之；天枢之下，地气主之；气交之分，人气从之，万物由之。此之谓也。

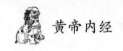
【注释】

①本：指风、热、火、湿、燥、寒六气，也称六元，为天气之本元。

②位：指六气应五行的地理位置而言。《类经》二十四卷第九注："位者，地之六步，木火土金水火是也。"

③气交：天气在上，地气在下，上下交互之处，为之气交。

④天枢：有天气地气升降之枢机的意思。《类经》二十四卷第九注："枢，枢机也。居阴阳升降之中，是为天枢，故天枢之义，当以中字为解，中之上，天气主之，中之下，地气主之，气交之分，即中之位也，而形气之相感，上下之相临，皆中宫应之而为之市。故人气从之，万物由之，变化于兹乎见矣。"

【语译】

黄帝说：我想听听六步的运用。岐伯说：谈论天气的变化，当推求于六气的本元；谈论地气的变化，当推求于六气应五行之位；谈论人体的变化，当推求于气交。黄帝说：什么是气交呢？岐伯说：天气居于上位，地气居于下位，上下交互于气交之中，为人类所居之处。所以说：天枢以上，天气主之，天枢以下，地气主之；在气交之处，人气顺从天地之气的变化，万物由此而生。就是这个意思。

【原文】

帝曰：何谓初中？岐伯曰：初凡三十度而有奇①。中气同法。帝曰：初中何也？岐伯曰：所以分天地也。帝曰：愿卒闻之。岐伯曰：初者地气也，中者天气也②。帝曰：其升降何如？岐伯曰：气之升降，天地之更用③也。帝曰：愿闻其用何如？岐伯曰：升已而降，降者谓天；降已而升，升者谓地。天气下降，气流于地；地气上升，气腾于天。故高下相召，升降相因，而变作矣④。

帝曰：善。寒湿相遘，燥热相临，风火相值⑤，其有间乎？岐伯曰：气有胜复，胜复之作，有德有化，有用有变⑥，变则邪气居之。帝曰：何谓邪乎？岐伯曰：夫物之生从于化，物之极由乎变⑦，变化之相薄，成败之所由也。故气有往复⑧，用有迟速，四者之有，而化而变，风之来也⑨。帝曰：迟速往复，风所由生，而化而变，故因盛衰之变耳。成败倚伏⑩游乎中，何也？岐伯曰：成败倚伏生乎动，动而不已，则变作矣⑪。帝曰：有期乎？岐伯曰：不生不化，静之期也⑫。帝曰：不生化乎？岐伯曰：出入废则神机化灭；升降息则气立孤危⑬。故非出入，则无以生长壮老已；非升降，则无以生长化收藏。是以升降出入，无器⑭不有。故器者，生化之宇⑮，器散则分之⑯，生化息矣。故无不出入，无不升降。化有大小，期有近远，四者之有，而贵常守，反常则灾害至矣。故曰：无形无

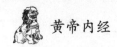

患⑰，此之谓也。帝曰：善。有不生不化乎？岐伯曰：悉乎哉问也。与道合同，惟真人也。帝曰：善。

【注释】

①三十度而有奇：即三十度有零。若以日数计之，即三十日四十三又四分之三刻。

②初者地气也，中者天气也：《类经》二十四卷第九注：“初中者，所以分阴阳也。凡一气之度，必有前后，有前后则前阳而后阴。阳主进，自下而上，故初者地气也。阴主退，自上而下，故中者天气也。”

③天地之更用：即天气与地气迭相为用的意思。《类经》二十四卷第九注：“天无地之升，则不能降；地无天之降，则不能升。故天地更相为用。”

④高下相召，……而变作矣：天地上下，阴阳之气，相互感召，气之升降，互为因果，是气象变化的根本。《类经》二十四卷第九注：“召，犹招也。上者必降，下者必升，此天运循环之道也。阳必召阴，阴必召阳，此阴阳配合之理也。故高下相召，则有升降，有升降则强弱相因而变作矣。”

⑤值：逢遇的意思。

⑥有德有化，有用有变：德指六气之正常功用。化为生从。用为作用。变为变化。高士宗注：“德、化、用，气之正也。变则邪气居之。”

⑦物之生从于化，物之极由乎变：王冰注："故物之生也，静而化成，其毁也，躁而变革，是以生从于化，极由乎变，变化不息，则成败之由常在。"《类经》二十四卷第九注："物之生化于化，由化而生也。物之极由乎变，由极而变也。……有曰离形而易为之化，因形而易为之变。有曰自无而有，自有而无则为化，自少而壮，自壮而老，则为变，是皆变化之谓。"两注对"化"与"变"的解释，虽不尽同，但其总的精神都已开始认识到事物有量和质的变化，这在认识论上是一个很大的突破。今从王注。

⑧往复：往来的意思。

⑨风之来也：吴崐注："风，即所谓邪也。"《类经》二十四卷第九注："但从乎化，则为正风之来。从乎变，则为邪风之来。"在此当概指六气变化。

⑩椅伏：相因的意思。《老子》："祸兮福之所倚，福兮祸之所伏。"

⑪成败倚伏生乎动，动而不已，则变作矣：王冰注：

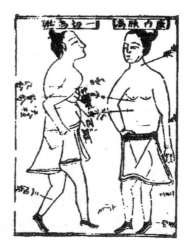

明代朱鼎臣《针灸全局》针灸方图中的腹内胀满及一切泻肚取图

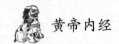

"动静之理，气有常运，其微也为物之化，其甚也为物之变。化流于物，故物得之以生，变行于物，故物得之以死。由是成败倚伏，生乎动之微甚迟速尔，岂惟气独有是哉，人在气中，养生之道，进退之用，当皆然也。"

⑫不生不化，静之期也：万物于非明显的生化阶段，表现为相对的稳定时期，就是所谓"静之期"。

⑬出入废则神机化灭，升降息则气立孤危：出入、升降，在此指物体的运动形式，物体的运动停止了，则变化不测的"神机"亦当变化灭绝，依形而寄的"气立"亦必孤存无生。所以"出入"、"升降"对物体的存在，有着非常重要的意义。"神机"、"气立"，见五常政大论。

⑭器：在此指器物或物体而言。王冰注："包藏生气者，皆为生化之器，触物然矣。"

⑮宇：在此指器宇而言。王冰注："诸身者，小生化之器宇。太虚者，广生化之器宇也。"

⑯器散则分之：《类经》二十四卷第九注："若形器散敝，则出入升降，无所依凭，各相离而生化息矣。"散，在此有形坏不存的意思。

⑰无形无患：出入升降的运动形式，皆寄于有形，所以上文说："升降出入，无器不有"，就是这个意思。其正常的运动则生化作，反常的变化则灾害至，然皆不能离形，没有形也就无所谓患，所以说"无形无患"。

754

【语译】

黄帝说：什么是初气中气呢？岐伯说：初气占一气中的三十度有零。中气也是这样。黄帝说：为什么要分初气和中气呢？岐伯说：是为了区别天气与地气用事的时间。黄帝说：我想听你详尽的讲讲，岐伯说：初气为地气用事，中气为天气用事。黄帝说：它们的升降是怎样的呢？岐伯说：气的升降，是天气和地气相互作用的结果。黄帝说：我想听听它们的相互作用是怎样的？岐伯说：地气可以上升，但升到极点就要下降，而下降乃是天气的作用；天气可以下降，但降到极点就要上升，而上升乃是地气的作用。天气下降，其气乃流荡于地；地气上升，其气乃蒸腾于天。由于天气和地气的相互招引，上升和下降的相互为因，天气和地气才能不断地发生变化。

黄帝说：好。寒气与湿气相遇，燥气与热气相接，风气与火气相逢，会有一定的时间吗？岐伯说：六气都有太过的胜气和胜极而复的复气，胜气和复气的不断发作，使气有正常的功用，有生化的性能，有一定的作用，有异常的变化，异常变化就要产生邪气。黄帝说：什么是邪气？岐伯说：物体的新生，是从化而来，物体到极点，是由变而成，变和化的互相斗争与转化，乃是成败的根本原因。由于气有往来进退，作用有缓慢与迅速，有进退迟速，就产生了化和变，并发生了六气的变化。黄帝说：气有迟速

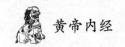

进退，所以发生六气变化，有化有变，是由于气的盛衰变化所致。成和败相互为因，潜处于事物之中，是什么原因呢？岐伯说：成败互因的关键在于运动，不断的运动，就会发生不断的变化。黄帝说：运动有一定的时间吗？岐伯说：不生不化，乃是相对稳定的时期。黄帝说：物有不生不化的吗？岐伯说：物体的内部存有生生不息之机，名曰"神机"，物体的外形依赖于气化的作用而存在，名曰"气立"。若出入的功能废止了，则"神机"毁灭，升降的作用停息了，则"气立"危亡。因此，没有出入，也就不会有发生、成长、壮实、衰老与灭亡；没有升降，也就不会有发生、成长、变化、收敛与闭藏。所以升降出入，是没有一种物体不具备的。因而物体就象是生化之器，若器物的形体不存在了，则升降出入也就要分离，生化之机也就停止了。因此说，任何物体，无不存有出入升降之机。不过化有大小的不同，时间有远近的区别，不管大小远近，贵在保持正常，如果反常，就要发生灾害。所以说离开了物体的形态，也就无所谓灾害。就是这个意思。黄帝说：好。有没有不生不化的呢？岐伯说：你问的很详尽啊！能够结合自然规律而适应其变化的，只有"真人"。黄帝说：好。

卷第二十

气交变大论篇第六十九

【题解】

本篇主要说明五运六气的太过不及，对自然界万物的灾害和影响人体发病的情况。这种灾害和疾病的发生，是因为气化相关起了逆常变化而促成的，所以对这种变化，就称为"气交变"，故以之名篇。

【原文】

黄帝问曰：五运更治，上应天期，阴阳往复，寒暑迎随，真邪相薄，内外分离，六经波荡，五气倾移，太过不及，专胜兼并①，愿言其始，而有常名，可得闻乎？岐伯稽首再拜对曰：昭乎哉问也！是明道也。此上帝所贵，先师传之，臣虽不敏，往闻其旨。

帝曰：余闻得其人不教，是谓失道；传非其人，慢泄天宝。余诚菲德，未足以受至道；然而众子哀其不终。愿夫子保于无穷，流于无极，余司其事，则而行之奈何？岐伯曰：请遂言之也。《上经》②曰：夫道者，上知天文，下

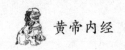

知地理，中知人事，可以长久。此之谓也。

帝曰：何谓也？岐伯曰：本气位也。位天者，天文也；位地者，地理也；通于人气③之变化者，人事也。故太过者先天，不及者后天，所谓治化，而人应之④也。

【注释】

①专胜兼并：一气独盛，称为"专胜"专胜为太过。二气相兼称为"兼并"，并有吞并侵占之义，兼并为不及。例如木气太过，则乘土侮金，是为"专胜"；若木气不及，则反受土侮金乘，是为"兼并"。

②《上经》：古书名。

③通于人气：王冰："五运居中，司人气之变化，故曰通于人气。"

④治化，而人应之：治化指六气之变化，六气之变化会影响在中之五运，五运主人气之变化，故人应之。如四时之气，先天时而至及后天时而至，就是岁运的变化，与人的气血运行，病治安危，都有息息相应的关系。

【语译】

黄帝问道：五运交替，与在天之六气相应，一周六步之内，阴阳往复，阳去阴来，寒一去暑亦就跟着来了，真气与邪气斗争，内外不得统一，六经的血气动荡不安，五脏的本气相互倾轧而转移，太过则一气独胜，不及则二气相并，我要知道它起始的原理和一般常规，是否能讲给我听？岐伯说：你问得很好！这是应该明白的道理，它一直是历代帝王所注意的问题，也是历代医师传授下来的，我的学问虽然很肤浅，但过去曾听老师讲过它的道理。

黄帝道，我听得人家说，遇到适当的人而不教，就会使学术的相传受到影响，称为"失道"；如传授给不适当的人，是轻视学术，不负责任的表现。我虽然没有很高的修养，不一定符合传授学术的要求；但是群众多疾病而夭亡，是应同情的。要求先生为了保全群众的健康和学术的永远留传，只要先生讲出来，我一定按照规矩来做，你看怎样？岐伯说：让我详细地讲给你听吧！《上经》说："研究医学之道的，要上知天文，下知地理，中知人事，他的学说才能保持长久。就是这个道理。

黄帝又问，这是什么意思？岐伯说，这是为了推求天、地、人三气的位置啊。求天位的，是天文；求地位的，是地理；通晓人气变化的，则人事。因而太过的气先天时而至，不及的气后天时而至，所以说，天地的运动有正常的变化，而人体的活动也随之起着相应的变化。

【原文】

帝曰：五运之化，太过何如？岐伯曰：岁木太过，风气流行，脾土受邪。民病飧泄，食减，体重，烦冤，肠鸣，腹支满。上应岁星①。甚则忽忽善怒，眩冒巅疾。化气不政，生气独治②，云物飞动，草木不宁，甚而摇落。

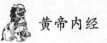
反胁痛而吐甚。冲阳③绝者，死不治。上应太白星④。

【注释】

①岁星：即木星。

②化气不政，生气独治：张介宾："化气，土气也。生气，木气也。木盛则土衰，故化气不能布政于万物，而木之生气独治也。"

③冲阳：即胃脉，在足跗上，第二第三蹠骨间。

④太白星：即金星。

【语译】

黄帝道：五运气化太过怎样？岐伯说，木运太过，则风气流行，脾土受其侵害。人们多患消化不良性的泄泻，饮食减少，肢体沉重无力，烦闷抑郁，肠中鸣响，肚腹胀满，这是由于木气太过的缘故。在天上应木星光明，显示木气过于亢盛的征象。甚至会不时容易发怒，并出现头昏眼花等头部病症。这是土气无权，木气独胜的现象，好象天上的云在飞跑，地上的万物迅速变动，草木动摇不定，甚至树倒草

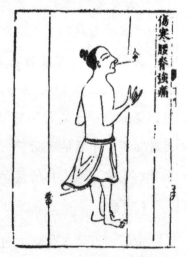

明万历刊本《杨敬斋针灸全书》针灸方图中的伤寒腰脊痛取穴图

760

僵。如病人的胁部疼痛，呕吐不止。若冲阳脉绝，多死亡而无法治疗。在天上应金星光明，这是显示木胜则金气制之。

【原文】

岁火太过，炎暑流行，金肺受邪。民病疟，少气，咳喘，血溢，血泄，注下，嗌燥，耳聋，中热，肩背热。上应荧惑星①。甚则胸中痛，胁支满胁痛，膺背肩胛间痛，两臂内痛，身热肤②痛而为浸淫。收气不行，长气独明，雨冰③霜寒。上应辰星④。上临少阴少阳⑤，火燔焫，水泉涸，物焦槁。病反谵妄狂越，咳喘息鸣，下甚，血溢泄不已。太渊⑥绝者，死不治。上应荧惑星。

【注释】

①荧惑星：即火星。

②肤：原作"骨"。《玉机真藏论》说："心脉太过，则令人身热而肤痛为浸淫。"所以新校正认为"骨"字当是"肤"字之误。据改。

③冰：原作"水"，据王冰注语改。

④辰星：即水星。

⑤上临少阴少阳：上临，指司天。凡火运太过之年是戊年，又值少阴司天，是戊子、戊午年；少阳司天是戊申、戊寅年。戊子、戊午、戊申、戊寅均属天符，其热尤甚。下文"火燔炳，水泉涸，物焦搞"，就是说明火热太

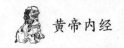

过的自然现象。

⑥太渊，即肺脉，在腕后内侧横纹头，当寸口处。

【语译】

火运太过，则暑热流行，火邪伤肺。人们多患疟疾，呼吸少气，咳嗽气喘，吐血衄血，二便下血，水泻如注，咽喉干燥，耳聋，胸中热，肩背热。在天上应火星光明，显示火热之气过于亢盛的征象。在人体甚至会有胸中疼痛，胁下胀满，胁痛，胸背肩胛间等部位疼痛，两臂内侧疼痛，身热肤痛，而发生浸淫疮。这是金气不振，火气独旺的现象，火气过旺就会有雨冰霜寒的变化，这是火热之极，寒水来复的关系。在天上应水星光明，这是显示火盛则水气制之。如果遇到少阴或少阳司天的年份，火热之气更加亢盛，有如燃烧烤灼，以致水源干涸，植物焦枯。人们发病，多见谵语妄动，发狂越常，咳嗽气喘痰鸣，火气甚于下部则血从二便下泄不止。若太渊脉绝，多死亡而无法治疗。在天上应火星光明，这是火盛的表示。

【原文】

岁土太过，雨湿流行，肾水受邪。民病腹痛，清厥①，意不乐，体重，烦冤。上应镇星②。甚则肌肉萎，足痿不收，行善瘛③，脚下痛，饮发中满，食减，四支不举。变生得位④，藏气伏，化气独治之，泉涌河衍，涸泽生鱼，风雨大至，土崩，溃，鳞见于陆。病腹满，溏泄，肠鸣，反下甚。而太溪⑤绝者，死不治。上应岁星。

【注释】

①清厥：四肢厥冷。

②镇星：即土星。

③瘛：抽掣拘挛。

④变生得位：高世栻："变而生病，当土旺之时也。"

⑤太溪：即肾脉，在足内踝后侧，跟骨之上。

【语译】

土运太过，则雨湿之气流行，邪气伤肾。人们多病腹痛，四肢厥冷，情绪忧郁，身体困重而烦闷，这是土气太过所致。在天上应土星光明。甚至见肌肉枯萎，两足痿弱不能行动，抽掣挛痛，土病则不能克制水，以致水饮之邪积于体内而生胀满，饮食减少，四肢无力，不能举动。若遇土旺之时，水气无权，土气独旺，则湿令大行，因此泉水喷涌，河水高涨，本来干涸的池沼也会孳生鱼类了，若木气来复，风雨暴至，使堤岸崩溃，河水泛滥，陆地可出现鱼类。人们就会病肚腹胀满，大便溏泄，肠鸣，泄泻不止。而太溪脉绝，多死亡而无法治疗。在天上应木星光明。

【原文】

岁金太过，燥气流行，肝木受邪。民病两胁下少腹

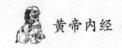

痛，目赤痛，眦疡，耳无所闻。肃杀①而甚，则体重，烦冤，胸痛引背，两胁满且痛引少腹。上应太白星。甚则喘咳逆气，肩背痛，尻、阴、股、膝、髀、腨、骱、足皆病。上应荧惑星。收气峻，生气下，草木敛，苍干凋陨。病反暴痛，胠胁不可反侧，咳逆甚而血溢。太冲②绝者，死不治。上应太白星。

【注释】

①肃杀：燥金之气称为"肃杀之气"。

②太冲：即肝脉，在足背部第一第二蹠骨连接部之前方，以指循蹈趾次趾之间的岐缝上压至尽处，即是。

【语译】

金运太过，则燥气流行，邪气伤肝。人们多病两胁之下及少腹疼痛，目赤而痛，眼梢溃烂，耳朵听不到声音。燥金之气过于亢盛，就会身体重而烦闷，胸部疼痛并牵引及背部，两胁胀满，而痛势下连少腹。在天上应金星光明。甚则发生喘息咳嗽，呼吸困难，肩背疼痛，尻、阴、股、膝、髀、腨、骱，足等处都感疼痛的病症。在天上应火星光明。如金气突然亢盛，水气下降，在草木则生气收敛，枝叶枯干凋落。在人们的疾病多见胁肋急剧疼痛，不能转动翻身，咳嗽气逆，甚至吐血衄血。若太冲脉绝，多死亡而无法治疗。在天上应金星光明。

【原文】

岁水太过，寒气流行，邪害心火。民病身热烦心，躁悸，阴厥①，上下中寒，谵妄，心痛。寒气早至，上应辰星。甚则腹大胫肿，喘咳，寝汗出，憎风。大雨至，埃雾朦郁，上应镇星。上临太阳，则②雨冰雪霜不时降，湿气变物。病反腹满，肠鸣溏泄，食不化，渴而妄冒。神门③绝者，死不治。上应荧惑、辰星。帝曰：善。

【注释】

①阴厥：厥冷的原因属于虚寒。

②则：原脱，据《五常政大论》新校正引文补。

③神门：即心脉，在掌后腕尺侧锐骨之端。

【语译】

水运太过，则寒气流行，邪气损害心。人们多患发热，心悸，烦躁，四肢逆冷，全身发冷，谵语妄动，习痛。寒气非时早至，在天上应水星光明。水邪亢盛则有腹水，足胫浮肿，气喘咳嗽，盗汗，怕风。土气来复则大雨下降，尘土飞扬如雾露一样的迷朦郁结，在天上应土星光明。如遇太阳寒水司天，则雨冰霜雪不时下降，湿气大盛，物变其形。人们多患腹中胀满，肠鸣便泻，食不化，渴而妄冒。如神门脉绝，多死亡而无法治疗。在天上应火星失明，水星光芒。黄帝道：很好。

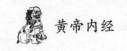

【原文】

其不及何如？岐伯曰：悉乎哉问也！岁木不及，燥乃大行，生气失应，草木晚荣。肃杀而甚，则刚木辟著①，柔②萎苍干，上应太白星。民病中清③，胠胁痛，少腹痛，肠鸣溏泄。凉雨时至，上应太白星④，其谷苍⑤。上临阳明，生气失政，草木再荣⑥，化气乃急，上应太白、镇星，其主苍早⑦。复⑧则炎暑流火，湿性燥，柔脆草木焦槁，下体再生⑨，华实齐化⑩。病寒热，疮疡，痱胗，痈痤。上应荧惑、太白，其谷白坚⑪。白露早降，收杀气行，寒雨害物，虫食甘黄。脾土受邪，赤气后化，心气晚治，上胜肺金，白气乃屈，其谷不成，咳而鼽。上应荧惑、太白星。

【注释】

①刚木辟著：高世栻："刚木受刑。辟，刑也。著，受也。"

②柔：原为"悉"，据王冰注改。

③中清：即中气虚寒。

④太白星：新校正认为"经文阙也，当云太白星、岁星。"

⑤其谷苍：谷，指五谷。苍，就是青色。张介宾："谷之苍者属木，麻之类也。"

⑥草木再荣：王冰："金气抑木，故夏秋始荣。"

⑦苍早：苍，苍老的意思。苍早，是说草木很早就凋谢了。

⑧复：抑之太过，必起反应，古人称为"复"。复有报复之义，子为其母而报复。例如本节，金气抑木，木能生火，所以它的反应是"炎暑流火"等。

⑨下体再生：从根部重新生长。

⑩华（huā 花）实齐化：就是开花结实同时并现。华，同"花"。

⑩白坚：张介宾："白坚属金，秀而不实也。"

【语译】

五运不及怎样？岐伯说：问得真详细啊！木运不及，燥气就会旺盛，生气与时令不相适应，草木不能当时生荣。肃杀之气亢盛，使劲硬的木受刑而碎裂如辟，本来柔嫩苍翠的枝叶变为萎弱干枯，在天上应金星光明。人们多患中气虚寒，胠胁部疼痛，少腹痛，腹中鸣响，大便溏泄。在气候方面是冷雨不时下降，在天上应金星光明，在五谷是青色的谷不能成熟。如遇阳明司天，金气抑木，木气失却了应有的生气，草木在夏秋再变繁荣，所以开花结实的过程非常急促，很早就凋谢，在天上应金、土二星光明。金气抑木，木起反应而生火，于是就会炎热如火，湿润的变为干燥，柔嫩脆弱的变为干枯焦槁，枝叶从根部重新生长，花开结实并见。在人体则炎热之气郁于皮毛，多

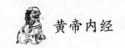

病寒热、疮疡、痹疹、痈痤。在天上应金、火二星，在五谷则外强中干，秀而不实。白霜提早下降，秋收肃杀之气流行，寒雨非时，损害万物，味甘色黄之物多生虫蛀，所以稻谷没有收获。在人则脾土先受其邪，火气后起，所以心气亦继之亢盛，火气克金，金气乃得抑制，所以其谷物不能成熟，在疾病是咳嗽鼻塞。在天上应金星与火星。

【原文】

岁火不及，寒乃大行，长政不用，物荣而下①。凝惨②而甚，则阳气不化，乃折荣美，上应辰星。民病胸中痛，胁支满，两胁痛，膺背肩胛间及两臂内痛，郁冒朦昧，心痛暴瘖，胸腹大，胁下与腰背相引而痛，甚则屈不能伸，髋髀如别③。上应荧惑、辰星，其谷丹。复则埃郁，大雨且至，黑气乃辱，病鹜溏，腹满，食饮不下，寒中，肠鸣泄注，腹痛，暴挛痿痹，足不任身。上应镇星、辰星。玄谷不成。

【注释】

①物荣而下：指植物长势繁荣，但不是向上，而是低垂向下。

②凝惨：形容严寒时的凝滞萧条景象。

③髋髀如别：别，分离。髋髀如别，就是臀股之间有如分离而不能活动自如。

【语译】

火运不及，寒气就旺盛，夏天生长之气不能发挥作用，万物就缺乏向上茂盛的力量。阴寒凝滞之气过盛，则阳气不能生化，繁荣美丽的生机就受到摧折，在天上应水星光明。人们的疾病是胸中疼痛，胁部胀满，两胁疼痛，上胸部、背部、肩胛之间及两臂内侧都感疼痛，抑郁眩晕，头目不清，心痛，突然失音，胸腹肿大，胁下与腰背相互牵引而痛，甚则四肢踡屈不能伸展，髋骨与大腿之间不能活动自如。在天上应火星失明、水星光明，赤色的谷类不能成熟。火被水抑，火起反应则生土气来复，于是埃尘郁冒，大雨倾盆，水气受到抑制，故病见大便时时溏泄，腹中胀满，饮食不下，腹中寒冷鸣响，大便泄泻如注，腹中疼痛，两足急剧拘挛、萎缩麻木、不能行走。在天上应土星光明、水星失明。黑色之谷不能成熟。

【原文】

岁土不及，风乃大行，化气不令，草木茂荣。飘扬而甚，秀而不实，上应岁星。民病飧泄，霍乱，体重，腹痛，筋骨繇复^①，肌肉䐜酸，善怒。藏气举事，蛰虫早附，咸病寒，中。上应岁星、镇星，其谷黅。复则收政严峻，名木苍凋，胸胁暴痛，下引少腹，善太息。虫食甘黄，气客于脾，黅谷乃减，民食少、失味。苍谷乃损，上应太白、岁星。上临厥阴，流水不冰，蛰虫来见。藏气不用，

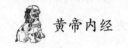

白乃不复，上应岁星，民乃康。

【注释】

①颣复：就是动摇不定，反复发作。张介宾："摇动反复也。"

【语译】

土运不及，风气因而流行，土气失却生化之能力，风气旺盛，则草木茂盛繁荣。生化无能，则秀而不实，在天上应木星光明。人们的疾病多见消化不良的泄泻，上吐下泻的霍乱，身体重，腹中痛，筋骨动摇，肌肉跳动酸疼，时常容易发怒。寒水之气失制而旺，在虫类提早伏藏，在人都病寒泄中满，在天上应木星光明、土星失明，黄色之谷类不能成熟。木邪抑土，土起反应则生金，于是秋收之气当令，出现一派严肃峻烈之气，坚固的树木也不免要枝叶凋谢，所以胸胁急剧疼痛，波及少腹，常呼吸少气而太息。凡味甘色黄之物被虫蛀食，邪气客于脾土，人们多病饮食减少，食而无味。金气胜木，所以青色之谷受到损害，在天上应金星光亮、土星减明。如遇厥阴司天相火在泉，则流水不能结冰，本来早已冬眠的虫类，重新又活动起来。不及的土运，得在泉相火之助，所以寒水之气不致独旺，而土得火助木气不能克士，所以也没有金气的反应，而人们也就康健，在天上应木星正常。

【原文】

岁金不及，炎火乃行，生气乃用，长气专胜，庶物以茂，燥烁以行，上应荧惑星。民病肩背瞀重，鼽嚏，而便注下。收气乃后，上应太白、荧惑①星，其谷坚芒②。复则寒雨暴至，乃零③冰雹霜雪杀物，阴厥且格，阳反上行，头脑户④痛，延及囟顶⑤，发热。上应辰星、荧惑①，丹谷不成。民病口疮，甚则心痛。

【注释】

①荧惑：原脱，据新校正语补。

②坚芒：白的颜色。新校正："详其谷坚芒，白色可见，故不云其谷白也。"

③零：降落。

④脑户：指头后部。又督脉穴名，在风府与强间二穴之间。

⑤囟顶：即头顶。

【语译】

金运不及，火气与木气就相应地旺盛，长夏之气专胜，所以万物因而茂盛，气候干燥烁热，在天上应火星光明。人

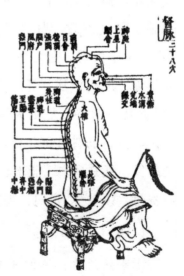

明代张介宾《类经图翼》经穴图之督脉图

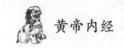

们多患肩背闷重，鼻塞流涕，喷嚏，大便下血，泄泻如注。秋收之气不能及时而至，在天上应金星失明、火星为明，白色的谷类不能及时成熟。火牙附金起反应而生水，于是寒雨之气突然而来，以致降落冰雹霜雪，杀害万物，阴气厥逆而格拒，使阳气反而上行，所以头后部疼痛，痛势连及头顶，发热。在天上应水星光明、火星失明，在谷类应红色之谷不能成熟。人们多病口腔生疮，甚至心痛。

【原文】

岁水不及，湿乃大行，长气反用，其化乃速，暑雨数至，上应镇星。民病腹满，身重，濡泄，寒疡流水①，腰股痛发，腘腨股膝不便，烦冤，足痿清厥，脚下痛，甚则跗肿。藏气不政，肾气不衡，上应镇星②、辰星，其谷秬③。上临太阴，则大寒数举，蛰虫早藏，地积坚冰，阳光不治，民病寒疾于下，甚则腹满浮肿，上应镇星、荧惑④，其主黅谷。复则大风暴发，草偃木零，生长不鲜，面色时变，筋骨并辟，肉𪔉瘛，目视𣔞𣔞，物疏璺⑤，肌肉胕发，气并鬲中，痛于心腹。黄气乃损，其谷不登，上应岁星、镇星⑥。帝曰：善。

【注释】

①寒疡流水：不红不热的阴性疮疡，称为寒疡。流水，是形容脓液稀薄。张介宾："阴蚀阴疽之类也。"

②镇星：原无，据新校正语补。

③秬：黑色之谷。张介宾："黑黍也。"

④荧惑：原先，据新校正语补。

⑤疏璺（wèn 问）：分裂。

⑥镇星：原无，据新校正语补。

【语译】

水运不及，湿土之气因而大盛，水不制火，火气反而生旺，天气炎热，不时下雨，万物的生化很迅速，在天上应土星光明。人们多患腹胀，身体困重，大便溏泄，阴性疮疡脓水稀薄，腰股疼痛，下肢关节活动不利，烦闷抑郁，两脚萎弱厥冷，脚底疼痛，甚至足背浮肿。这是由于冬藏之气不能发挥作用，肾气不平衡，在天上应土星光明，水星失明，在谷类应黑黍不能成熟。如遇太阴司天，寒水在泉，则寒气时时侵袭，虫类很早就冬眠，地上的积水结成厚冰，阳气伏藏，不能发挥它温暖的作用，人们多患下半身的寒性疾病，甚至腹满浮肿，在天上应土星光明、火星失明，在谷类应黄色之稻成熟，主邪抑水而起反应则生风木，因而大风暴发，草类偃伏，树木凋零，生长的力量不能显著，面色时时改变，筋骨拘急疼痛，活动不利，肌肉跳动抽掣，两眼昏花，视觉不明或失常，物体视之若分裂，肌肉发出风疹，若邪气侵入胸膈之中，就有心腹疼痛。这是木气太过，土气受伤，属土的谷类没有收获，在天上应木星光明，土星失明。黄帝说：很对。

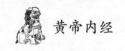

【原文】

愿闻其时也。岐伯曰：悉乎①哉问也！木不及，春有鸣条律畅之化②，则秋有雾露清凉之政；春有惨凄残贼之胜，则夏有炎暑燔烁之复。其眚东，其藏肝，其病内舍胠胁，外在关节。

火不及，夏有炳明光显之化，则冬有严肃霜寒之政；夏有惨凄凝冽之胜，则不时有埃昏大雨之复。其眚南，其藏心，其病内舍膺胁，外在经络。

土不及，四维③有埃云润泽之化，则春有鸣条鼓拆之政；四维发振拉飘腾④之变，则秋有肃杀霖霏⑤之夏。其眚四维⑥，其藏脾，其病内舍心腹，外在肌肉四肢。

金不及，夏有光显郁蒸之令，则冬有严凝整肃之应；夏有炎烁燔燎之变，则秋有冰雹霜雪之复。其眚西，其藏肺，其病内舍膺胁肩背，外在皮毛。

水不及，四维有湍润埃云之化，则不时有和风生发之应；四维发埃昏骤注之变，则不时有飘荡振拉之复。其眚北，其藏肾，其病内舍腰脊骨髓，外在溪谷踹膝。

夫五运之政，犹权衡也，高者抑之，下者举之，化者应之，变者复之，此生长化成⑦收藏之理，气之常也；失常则天地四塞矣。故曰：天地之动静，神明为之纪；阴阳之往复，寒暑彰其兆。此之谓也。

【注释】

①乎：原无，据《吴注素问》、《素问直解》补。

②鸣条律畅之化：之化，指正常的时令。鸣条律畅，形容春天正常时令。其他季节仿此。

③四维，此处指时令，也就是辰、戌、丑、未月（即三、九、十二，六月）。

④振拉飘腾：形容风暴。

⑤霖霪：久雨不止。

⑥四维：此处指四隅。王冰："东南、东北、西南、西北方也。"

⑦成：疑衍。

【语译】

希望听你讲一讲五气与四时相应的关系。岐伯说：问得真详细啊！木运不及的，如果春天有和风使草木萌芽抽条的正常时令，那秋天也就有雾露润泽而凉爽的正常气候；如果春天反见寒冷惨凄霜冻残贼的秋天气候，那夏天就有特别炎热的反应。它的自然灾害在东方，在人体应在肝脏，其病所内在朏胁部，外在筋骨关节。

火运不及的，如果夏天有景色显明的正常气候，那冬天也就有严肃霜寒的正常时令；如果夏天反见萧条惨凄寒冻的冬天气候，那时常会有倾盆大雨的反应。它的自然灾害在南方，在人体应在心脏，其病所内在胸胁部，外在

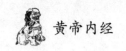

经络。

土运不及的，如果辰、戌、丑、未月有尘土飘扬和风细雨的正常时令，那春天也就有风和日暖的正常气候；如果辰、戌、丑、未月仅见狂风拔倒树木的变化，那秋天也就有久雨霜雪的反应。它的自然灾害在四隅，在人体应在脾脏，其病所内在心腹，外在肌肉四肢。

金运不及的，如果夏天有景色显明树木茂盛的正常时令，那冬天也就有冰冻寒冷的正常气候；如果夏天出现如火烧灼的过于炎热的气候，那秋天就会有冰雹霜雪的反应。它的自然灾害在西方，在人体应在肺脏，其病所内在胸胁肩背，外在皮毛。

水运不及的，辰、戌、丑、未月有尘砂荡扬而无暴雨的气候，则时常有和风生发的正常气候；如果辰、戌、丑、未月出现飞砂走石狂风暴雨的变化，则时时会有吹断的树木飘荡的反应。它的自然灾害在北方，在人体应在肾脏，其病所内在腰脊骨髓，外在肌肉之会与小腿膝弯等处。

要之，五运的作用，好似权衡之器，太过的加以抑制，不及的加以帮助，正常则和平，反常则必起反应，这是生长化收藏的道理，是四时气候应有的规律，如果失却了这些规律，天地之气不升不降，就是闭塞不通了。所以说：天地的动静，受自然力量的规律所控制，阴去阳来、阳去阴来的变化，可以从四时寒暑来显示出它的征兆。就是这个意思。

【原文】

帝曰：夫子之言五气之变，四时之应，可谓悉矣。夫气之动乱，触遇而作，发无常会，卒然灾合，何以期之？岐伯曰：夫气之动变，固不常在，而德、化、政、令、灾、变，不同其候也。

帝曰：何谓也？岐伯曰：东方生风，风生木。其德敷和，其化生荣，其政舒启①，其令风，其变振发，其灾散落。南方生热，热生火。其德彰显，其化蕃茂，其政明曜，其令热，其变销烁，其灾燔焫②。中央生湿，湿生土。其德溽蒸，其化丰备，其政安静，其令湿，其变骤注，其灾霖溃。西方生燥，燥生金。其德清洁，其化紧敛，共政劲切，其令燥，其变肃杀，其灾苍陨。北方生寒，寒生水。其德凄沧，其化清谧，其政凝肃，其令寒，其变溧冽，其灾冰雪霜雹。是以察其动也，有德有化，有政有令，有变有灾，而物由之，而人应之也。

【注释】

①舒启：王冰："舒，展也。启，开也。"

②燔（fán 凡）焫（ruò 弱）：燔，焚烧。焫同"爇"烧。

【语译】

黄帝道：先生讲五气的变化与四时气候的相应，可以说很详尽了。既然气的动乱是互相遇合而发生的，发作又没有一定的时间，往往突然相遇而生灾害，怎样才能知道呢？岐伯说：五气的变动，固然不是经常存在的，然而它们的特征、生化的作用、治理的方法与表现，以及一定的损害作用和变异，都是各不相同的。

黄帝又道：有哪些不同

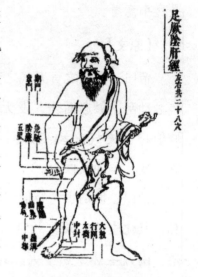

明代张介宾《类经图翼》经穴图之足厥阴肝经

呢？岐伯说：风是生于东方的，风能使木气旺盛。木的特性是柔和地散发，它的生化作用是滋生荣盛，它行使的职权是舒展阳气，宣通筋络，权力的表现是风，它的异常变化是发散太过而动荡不宁，它的灾害是摧残散落。热是生于南方的，热能使火气旺盛。火的特征是光明显著，它的生化作用是繁荣茂盛，它行使的职权是明亮光耀，权力的表现是热，它的异常变化是销烁煎熬，它的灾害作用是焚烧。湿是生于中央的，湿能使土气旺盛。土的特性是滋润，它的生化作用是充实丰满，它行使的职权比较安静，权力的表现是湿，它的灾害是久雨不止，泥烂堤崩。燥是生于西方的，燥能使金气旺盛。金的特性是清洁凉爽，它的生化作用是紧缩收敛，它行使的职权是锐急的，权力的表现是干燥，它的异常变化是肃杀，它的灾害是干枯凋落。寒是生于北方的，寒能使水气旺盛。水的特性是寒冷的，它的生化作用是清静而安谧的，它行使的职权是凝固严厉的，权力的表现是寒冷，它的异常变化是剧烈的严寒和冰冻，它的灾害是冰雹霜雪。所以观察它的运动，分别它的特性、生化、权力、表现、变异、灾害，就可以知道万物因之而起的变化，以及人类因之而生的疾病了。

【原文】

帝曰：夫子之言岁候，其不及太过，而上应五星。今夫德、化、政、令、灾眚、变易，非常而有也，卒然而动，其亦为之变乎？岐伯曰：承天而行之，故无妄动，无不应也。卒然而动者，气之交变也，其不应焉。故曰：应常不应卒①。此之谓也。

帝曰：其应奈何？岐伯曰：各从其气化也。

帝曰：其行之徐疾、逆顺何如？岐伯曰：以道留久，逆守而小，是谓省下②；以道而去，去而速来，曲而过之，是谓省遗过③也；久留而环，或离或附，是谓议灾与其德也。应近则小，应远则大。芒而大倍常之一，其化甚；大常之二，其眚即发也。小常之一，其化减；小常之二，是

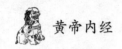

谓临视。省下之过与其德也，德者福之，过者伐之。是以象之见也，高而远则小，下而近则大；故大则喜怒迩，小则祸福远。岁运太过，则运星北越；运气相得，则各行以道。故岁运太过，畏星④失色而兼其母⑤；不及，则色兼其所不胜。肖者瞿瞿，莫知其妙，闵闵之当，孰者为良，妄行无征，示畏侯王。

帝曰：其灾应何如？岐伯曰：亦各从其化也。故时至有盛衰，凌犯有逆顺，留守有多少，形见有善恶，宿属有胜负，征应有吉凶矣。

帝曰：其善恶何谓也？岐伯曰：有善，有怒，有忧，有丧，有泽，有燥。此象之常也，必谨察之。

帝曰：六者高下异乎？岐伯曰：象见高下，其应一也，故人亦应之。帝曰：善。

【注释】

①应常不应卒（cù 醋）：常规发生是相应的，突然发生是不相应的。卒，同"猝"，突然。

②省下：王冰："谓察天下人君之有德有过者也。"

③省遗过：吴崐："谓所省者有不尽，今复省之，是省其所遗罪过也。"

④畏星：指被克的星。例如木运太过，则土星就是畏星。

⑤其母：此处指畏星之母。例如土星是畏星，那火星

780

便是其母。

【语译】

黄帝道：先生讲过五运的不及太过，与天上的五星相应。现在五运的德、化、政、令、灾害、变异，并不是按常规发生，而是突然的变化，天上的星星是不是也会随之变动呢？岐伯说：五星是随天的运动而运动的，所以它不会妄动，不存在不应的问题。突然而来的变动，是气相交合所起的偶然变化，与天运无关，所以五星不受影响。因此说：常规发生是相应的，突然发生是不相应的。就是这个意思。

黄帝又道：五星与天运正常相应的规律是怎样的？岐伯说：各从其天运之气的变化而变化。

黄帝问道：五星运行的徐缓迅速、逆行顺行是怎样的？岐伯说：五星在它的轨道上运行，如久延而不进，或逆行留守，其光芒变小，叫做"省下"；若在其轨道上去而速回，或屈曲而行的，称为"省遗过"；若久延不进而回环旋转，似去似来的，称为"议灾"或"议德"。气候的变化近则小，变化远则大。光芒大于正常一倍的，气化亢盛；大二倍的，灾害即至。小于正常一倍的，气化减退；小二倍的，称为"临视"。省察在下之过与德，有德的获得幸福，有过的会得灾害。所以五星之象，高而远的就小，低而近的就大；大则灾变近，小则灾变远。岁运太

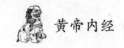

过的，主运之星就向北越出常道；运气相和，则五星各运行在经常的轨道上。所以岁运太过，被制之星就暗淡而兼母星的颜色；岁运不及，那运星就兼见所不胜的颜色。取法天地的人，看见了天的变化，如果尚不知道是什么道理，心里非常忧惧，不知道应该怎样才好，妄行猜测毫无征验，徒然使侯王畏惧。

黄帝又道：其在灾害方面的应验怎样？岐伯说：也是各从其变化而变化的。所以时令有盛衰，侵犯有逆顺，留守时间有长短，所见的形象有好坏，星宿所属有胜负，征验所应有吉有凶了。

黄帝问：好坏怎样？岐伯说：喜、忧、泽为安静，怒、丧、燥为躁乱，安静的好，躁动的坏。这是星象变化所常见的，必须小心观察。

黄帝又道：星象的喜、怒、忧、丧、泽、燥六种现象，对星的高低有无关系？岐伯说：五星的形象虽有高下的不同，但其应于物候是一致的，所以人体也是这样相应的。黄帝道：对。

【原文】

其德、化、政、令之动静损益皆何如？岐伯曰：夫德化政令灾变不能相加①也，胜复盛衰不能相多②也，往来大小不能相过③也，用之升降不能相无④也，各从其动而复之耳。

帝曰：其病生何如？岐伯曰：德化者气之祥，政令者气之章，变易者复之纪，灾眚者伤之始。气相胜者和，不相胜者病，重感于邪则甚也。帝曰：善。

所谓精光之论，大圣之业，宣明大道，通于无穷，究于无极也。余闻之，善言天者，必应于人；善言古者，必验于今；善言气者，必彰于物；善言应者，同天地之化；善言化言变者，通神明之理。非夫子孰能言至道欤！乃择良兆而藏之灵室，每旦读之，命曰"气交变"。非斋戒不敢发，慎传也。

【注释】

①不能相加：王冰："天地动静，阴阳往复，以德报德，以化报化，政令灾眚及动复亦然，故曰不能相加也。"

②不能相多：王冰："胜盛复盛，胜微复微，不应以盛报微，以化报变，故曰不能相多也。"

③不能相过，张介宾："胜复大小，气数相同，故不能相过也。"

④不能相无：张志聪："天地阴阳之气，升已而降，降已而升，寒往则暑来，暑往则寒来，故曰不能相无也。"

【语译】

它们德、化、政、令的动静损益是怎样的？岐伯说：五气的德、化、政、令与灾变都是有一定规律而不能彼此相加的，胜负和盛衰不能随意增多的，往来大小不能随便

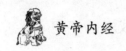

超越的，升降作用不会互不存在的，这些都是从运动中所产生出来的。

黄帝道：它们与疾病发生的关系是怎样的？岐伯说：德化是五气正常的吉祥之兆，政令是五气的规则和表现形式，变易是产生胜气与复气的纲纪，灾祸是万物损伤的开始。大凡人的正气能抗拒邪气就和平无病，不能抗拒邪气就会生病，重复感受邪气病就更加严重了。黄帝道：讲得好。

这些正是所谓精深高明的理论，圣人的伟大事业，研究发扬它的道理，达到了无穷无尽的境界。我听说：善于谈论自然规律的，必定能应验于人；善于谈论古代的，必定能验证于现在；善于谈论气化的，必定能通晓万物；善于谈论应变的，就会采取与天地同一的步骤；善于谈论化与变的，就会通达自然界变化莫测的道理。除非先生，还有谁能够说清楚这些至理要道呢？于是选择了一个好日子，把它藏在书室里，每天早晨取出来攻读，这篇文章称为"气交变"。黄帝非常珍重它，不随便取出来，不肯轻易传给他人。

五常政大论篇第七十

【题解】

本篇首论五运有平气、太过、不及的变化，四方地势有高下阴阳之气的差异，及其对自然万物和人体的影响；次论治则在临床上的运用。因为篇中主要论述了五运正常的政令，故以"五常政大论"名篇。

【原文】

黄帝问曰：太虚寥廓，五运迴薄①，衰盛不同，损益相从②，愿闻平气③，何如而名？何如而纪④也？岐伯对曰：昭乎哉问也！木曰敷和⑤，火曰升明⑥，土曰备化⑦，金曰审平⑧，水曰静顺⑨。

帝曰：其不及奈何？岐伯曰：木曰委和，火曰伏明，土曰卑监，金曰从革，水曰涸流。

帝曰：太过何谓？岐伯曰：木曰发生，火曰赫曦，土曰敦阜，金曰坚成，水曰流衍。

【注释】

①迴薄：张介宾："迴，循环也。薄，迫切也。"即循环不息的意思。

②衰盛不同，损益相从：高世栻："衰损则不及，盛

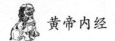

益则太过。"因为衰则损耗，盛则增加，所以说"损益相从"。

③平气：高世栻："平气则不衰不盛，无损无益。"即正常之气。

④纪：此处作"标志"解。

⑤敷和：敷，是散布。和，是温和。以木应春天，木运正常则能散布温和之气，促使万物欣欣向荣。如果不及，则温和之气不能敷布，称"委和"。委，是委靡不振的意思。如果太过，称为"发生"，是未至其时就生长发育。

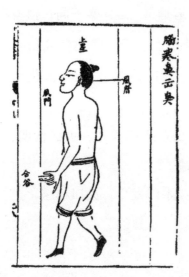

明万历刊本《杨敬斋针灸全书》针灸方图中的脑寒鼻出臭取穴图

⑥升明：升，是上升。明，是光明。发光而有上升之势，是火的正常性能。如果不及，则火热不焰，所以称为"伏明"。伏，是不显著的意思。太过则火势旺盛，称为"赫曦"。

⑦备化：备，是完备。化，是生化。土的性能具备生化万物的作用，如不及，称为"卑监"。卑，是低；监，是下。太过称为"敦

阜"，敦，是厚。阜，是高。"卑监"与"敦阜"是相对之词。

⑧审平：张介宾："金主杀伐，和则清于，故曰审平，无妄刑也。"是说金有杀伐之象，如果在正常情况下，不致杀及无辜，必审察而行，所以称为"审平"。平，就是正常。如果不及就称为"从革"。从，是顺从。草，是改革。指金性坚硬，但在不及的时候就顺从改变其形态。太过称为"坚成"，和"从革"相对而言。坚，是坚固。

⑨静顺，指水的性能，在正常状态下，是清静而柔顺的。不及称为"涸流"。涸，是水流枯竭。太过称为"流衍"，衍，是满溢的意思。

【语译】

黄帝问道：宇宙深远广阔无边，五运循环不息。其中有盛衰的不同，随之而有损益的差别，请你告诉我五运中的平气，是怎样命名？怎样定其标志的？岐伯答道：你问得真有意义！所谓平气，木称为"敷和"，散布着温和之气，使万物荣华；火称为"升明"，明朗而有盛长之气，使万物繁茂；土称为"备化"，具备着生化万物之气，使万物具备形体；金称为"审平"，发着宁静和平之气，使万物结实；水称为"静顺"，有着寂静和顺之气，使万物归藏。

黄帝道：五运不及怎样？岐伯说：如果不及，木称为

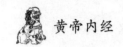

"委和"，无阳和之气，使万物委靡不振；火称为"伏明"，少温暖之气，使万物暗淡无光；土称为"卑监"，无生化之气，使万物萎弱无力；金称为"从革"，无坚硬之气，使万物质松无弹力；水称为"涸流"，无封藏之气，使万物干枯。

黄帝道：太过的怎样？岐伯说：如果太过，木称为"发生"，过早地散布温和之气，使万物提早发育，火称为"赫曦"，散布着强烈的火气，使万物烈焰不安；土称为"敦阜"，有着浓厚坚实之气，反使万物不能成形；金称为"坚成"，有着强硬之气，使万物刚直；水称为"流衍"，有溢满之气，使万物飘流不能归宿。

【原文】

帝曰：三气①之纪，愿闻其候。岐伯曰：悉乎哉问也！敷和之纪，木德周行②，阳舒阴布③，五化④宣平⑤。其气端⑥，其性随⑦，其用曲直⑧其化生荣，其类草木，其政发散，其候温和，其令风，其藏肝；肝其畏清，其主目，其谷麻，其果李，其实核，其应春，其虫毛，其畜犬，其色苍，其养筋，其病里急支满，其味酸，其音角，其物中坚，其数八。

【注释】

①三气：指平气、不及和太过之气。

②周行：高世栻："木德周布宣行。"即布达于四方

788

上下。

③阳舒阴布：高世栻："阳气以舒，阴气以布。"指阴阳发挥的正常作用。

④五化：五行的气化。五行之间，相反相成，随着矛盾发展而不断变化。

⑤宣平：宣，是施行。平，是和平。宣平，意指发挥正常的功能。

⑥端：端正、正直的意思。

⑦其性随：张介宾："柔和随物也。"

⑧曲直：是树木发荣的形象，其树干枝条，有曲有直，自由伸展。

【语译】

黄帝道：以上三气所标志的年份，请告诉我它们的不同情况？岐伯说：你所问的真精细极了！敷和的年份，木的德性布达于四方上下，阳气舒畅，阳气散布，五行的气化都能发挥其正常的功能。其气正直，其性顺从万物，其作用如树木枝干的曲直自由伸展，其生化能使万物繁荣，其属类是草木，其权力是发散，其气候是温和，其权力的表现是风，应于人的内脏是肝；肝畏惧清凉的金气（金克木），肝开窍于目，所以主于目，在谷类是麻，果类是李，其所充实的是核，所应的时令是春，其所应的动物，在虫类是毛虫，在畜类是犬，其在颜色是苍，其所充养的是

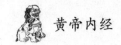

筋，如发病则为里急而胀满，其在五味是酸，在五音是角，在物体来说是属于中坚的一类，其在河图成数是八。

【原文】

升明之纪，正阳^①而治，德施周普，五化均衡。其气高^②，其性速，其用燔灼，其化蕃茂，其类火，其政明曜^③，其候炎暑，其令热，其藏心；心其畏寒，其主舌，其谷麦，其果杏，其实络，其应夏，其虫羽，其畜马，其色赤，其养血，其病瞤瘛^④，其味苦，其音徵，其物脉，其数七。

【注释】

①正阳：张介宾："火主南方，故曰正阳。"

②高：上升的意思。张介宾："阳主升也。"

③明曜：发光明亮的现象。高世栻："其政明曜，火之光焰也。"

④瞤（rún 闰_阳）瘛（chì 翅）：瞤，肌肉掣动。瘛筋急引缩。

【语译】

升明的年份，南方火运正常行令，其德性普及四方，使五行气化平衡发展。其气上升，其性急速，其作用是燃烧，其在生化能使繁荣茂盛，其属类是火，其权力是使光明显耀，其气候炎暑，其权力的表现是热，应于人体内脏是心；心畏惧寒冷的水气（水克火），心开窍于舌，所以主于舌，其在谷类是麦，果类是杏，其所充实的是络，所应的时令是夏，所应的动物，在虫类是羽虫，在畜类是马，其在颜色是赤，其所充养的是血，如发病则为身体抽搐掣动，其在五味是苦，在五音是徵，在物体来说属于络脉一类，其在河图成数是七。

【原文】

备化之纪，气协天休①，德流四政②，五化齐修③。其气乎，其性顺，其用高下④，其化丰满，其类土，其政安静，其候溽蒸⑤，其令湿，其藏脾；脾其畏风，其主口，其谷稷，其果枣，其实肉，其应长夏，其虫倮，其畜牛，其色黄，其养肉，其病否⑥，其味甘，其音宫，其物肤⑦，其数五。

【注释】

①气协天休：协，作协调、融洽解。休，美善。张介宾：“气协天休，顺承天化，而济其美也。”

②四政：即四方之政。

③齐修：平均完善的意思。

④高下：有高有下，能高能下。

⑤溽（rù）蒸：溽，湿气，溽蒸，湿热蒸发。

⑥否（pǐ 痞）：窒塞不通。

⑦肤：王冰：“物禀备化之气，则多肌肉。”《读素问臆断》云：“‘肤’当作‘肉’。”

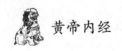
【语译】

备化的年份，天地的气化协调和平，其德性流布于四方，使五行气化都能完善地发挥其作用。其气和平，其性和顺，其作用能高能下，其生化能使万物成熟丰满，其属类是土，其权力是使之安静，其气候是湿热交蒸，其权力的表现是湿，应于人体内脏是脾；脾畏惧风（木克土），脾开窍于口，所以主于口，其在谷类是稷，果类是枣，其所充实的是肉，其所应的时令是长夏，所应的动物，在虫类是倮虫，在畜类是牛，在颜色是黄，其充养的是肉，若发病则为痞塞，在五味是甘，在五音是宫，在物体来说是属于肌肤一类，在河图生数是五。

【原文】

审平之纪，收而不争①，杀而无犯②，五化宣明。其气洁，其性刚，其用散落③，其化坚敛，其类金，其政劲肃，其候清切，其令燥，其藏肺；肺其畏热，其主鼻，其谷稻，其果桃，其实壳，其应秋，其虫介，其畜鸡，其色白，其养皮毛，其病咳，其味辛，

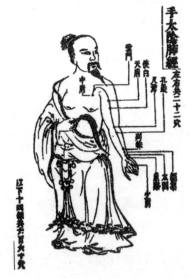

明代张介宾《类经图翼》经穴图之手太阴肺经

其音商，其物外坚，其数九。

【注释】

①争：作"剥夺"解。

②犯：张介宾："犯，谓残害于物也。"

③散落：金性肃杀，能使万物成熟脱落。

【语译】

审平的年份，金的气化虽主收束，但无剥夺的现象，虽主肃杀，但无残害的情况，五行的气化都得宣畅清明。其气洁净，其性刚强，其作用是成熟散落，其生化能使万物结实收敛，其属类是金，其权力是为清劲严肃，其气候清凉，其权力的表现是燥，应于人体的内脏是肺；肺畏火热（火克金），肺开窍于鼻，所以主于鼻，其在谷类是稻，果类是桃，所充实的是壳，其所应的时令是秋，所应的动物，在虫类是介虫，在畜类是鸡，在颜色是白，其充养的是皮毛，如发病则为咳嗽，在五味是辛，在五音是商，在物体来说是属于外面包裹的一类，在河图成数是九。

【原文】

静顺之纪，藏而勿害，治而善下，五化咸整。其气明，其性下，其用沃衍①，其化凝坚②，其类水，其政流演③，其候凝肃，其令寒，其藏肾；肾其畏湿，其主二阴，其谷豆，其果栗，其实濡，其应冬，其虫鳞，其畜彘④，其色黑，其养骨髓，其病厥，其味咸，其音羽，其物濡，

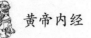

其数六。

【注释】

①沃衍：张介宾："沃，灌溉也。衍，溢满也。"

②凝坚：凝固而坚硬。

③流演：张介宾："演，长流貌。井泉不竭，川流不息，皆流演之义。"

④彘（zhì 至）：猪。

【语译】

静顺的年份，藏气能纳藏而无害于万物，其德性平顺而下行，五行的气化都得完整。其气明静，其性向下，其作用为水流灌溉，其生化为凝固坚硬，其属类为水，其权力是流动不息，其气候严寒阴凝，其权力的表现是寒，应于人体的内脏是肾；肾怕湿土（土克水），肾开窍于二阴，所以主于二阴，在谷类是豆，果类是栗，所充实的是液汁，其所应的时令是冬，其应于动物，在虫类是鳞虫，在畜类是猪，其颜色是黑，其充养的是骨髓，如发病则为厥，在五味是咸，在五音是羽，在物体来说是属于流动的液体一类，在河图成数是六。

【原文】

故生而勿杀，长而勿罚，化而勿制，收而勿害，藏而勿抑，是谓平气。

【语译】

所以生长化收藏的规律不容破坏，万物生时而不杀伤，长时而不削罚，化时而不制止，收时而不残害，藏时而不抑制，这就叫做平气。

【原文】

委和之纪，是谓胜生①。生气不政，化气乃扬，长气自平，收令乃早，凉雨时降，风云并兴，草木晚荣，苍干凋落，物秀而实，肤肉内充。其气敛，其用聚，其动緛戾拘缓②，其发惊骇，其藏肝，其果枣李，其实核壳，其谷稷稻，其味酸辛，其色白苍，其畜犬鸣，其虫毛介，其主雾露凄沧，其声角商，其病摇动注恐，从金化也。少角③与判商④同。上角⑤与正角同。上商与正商同。其病支废，痈肿疮疡，其甘虫⑥，邪伤肝也。上宫与正宫同。萧飋肃杀⑦，则炎赫沸腾，眚于三⑧，所谓复⑨也。其主飞蠹蛆雉，乃为雷霆。

【注释】

①胜生：马莳："木气不及，金能胜之，是谓胜生。"

②緛（ruǎn 软）戾拘缓：张介宾："緛，缩短也。戾，斜曲也。拘，拘急也。缓，不收也。皆厥阴不及之病。"緛戾，是拘挛收缩。拘缓，是收缩或弛缓无力。

③少角：木运敷和（平气）称为"正角"，委和（不及）称为"少角"，发生（太过）称为"太角"。古人既

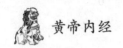

以五音代表五运，又根据正常、不及、太过来定出正、少、太三种代号。下面所说的正宫、正商等同此意义。

④判商：判，作"一半"解。商，属金。判商是指少商。木运不及，金来克木，木气半从金化，所以少角与判商同。

⑤上角：角属木。厥阴风木司天，称为"上角"。上，就是指司天而言。以下上商、上宫等同此意义。

⑥甘虫：甘是土味，因木运不及，土反来侮，甘味生虫，所以称为"甘虫"。

⑦萧飂（sè瑟）肃杀：形容金气胜木，一片萧条的景象。

⑧三：指三宫，即东方震位。

⑨复：报复。例如木运不及，金气胜木，木郁而生火，火能克金，故称为"复"。

【语译】

委和的年份，称为胜生。生气不能很好的行使职权，化气于是发扬（土不畏木），长气自然平静（木不能生火），收令于是提早（金胜木）而凉雨不时下降，风云经常起发，草木不能及时繁荣，并且易于干枯凋落，万物早秀早熟，皮肉充实。其气收敛，其作用拘束，不得曲直伸展，在人体的变动是筋络拘挛无力，或者易于惊骇，其应于内脏为肝，在果类是枣、李，所充实的是核和壳，在谷类是稷、稻，在五味是酸、辛，在颜色是白而苍，在畜类是犬和鸡，在虫类是毛虫介虫，所主的气候是雾露寒冷之气，在声音为角、商，若发生病变则摇动和恐惧，这是由于木运不及而从金化的关系。所以少角等同于判商。若逢厥阴风木司天，则不及的木运得司天之助，也可以成为平气，所以委和逢上角，则其气化可与正角相同。若逢阳明燥金司天，则木运更衰，顺从金气用事，而成为金之平气，所以逢上商便和正商相同。在人体可发生四肢痿弱、痈肿、疮疡、生虫等病，这是由于邪气伤肝的关系。如正当太阴湿土司天，因土不畏木，亦能形成土气用事，而成为土之平气，所以逢上宫则和正宫相同。故委和的年份，起初是一片萧飋肃杀的景象，但随之则为火热蒸腾，其灾害应于东方，这是由于金气克木，迫使火气前来报复。当火气来复，主多飞虫、蠹虫、蛆虫和雉，木郁火复，发为雷霆。

【原文】

伏明之纪，是谓胜长①。长气不宣②，藏气反布③，收气自政④，化令乃衡⑤，寒清数举，暑令乃薄，承化⑥物生，生而不长，成实而稚，遇化已老，阳气屈伏，蛰虫早藏。其气郁，其用暴，其动彰伏⑦变易，其发痛，其藏心，其果栗桃，其实络濡，其谷豆稻，其味苦咸，其色玄丹，其畜马彘，其虫羽鳞，其主冰雪霜寒，其声徵羽，其病昏

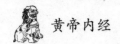

惑悲忘，从水化也。少徵与少羽同。上商与正商同。邪伤心也。凝惨溧冽，则暴雨霖霪，眚于九。其主骤注，雷霆震惊，沉黔淫雨⑧。

【注释】

①胜长：火主夏之长气。伏明的年份，火运不及，水来克火，金来反侮，长气受制于水、金二气，所以称为"胜长"。

②宣：宣布，发扬。

③布：布散，展开。

④自政：自行政令。指金气因火不足而不受制约，能擅自发号施令而行使其权力。

⑤衡：作"平定"解。土为火之子，火运不及，土气就平定而不能发展。

⑥承化：万物都秉承土的化气而生。

⑦彰伏：彰，表现于外。伏，隐伏于内。

⑧沉黔（yīn 阴）淫雨：张介宾："沉黔，阴云蔽日也。淫，久雨也。此皆湿复之变"。

【语译】

伏明的年份，称为胜长。长气不得发扬，藏气反见布散，收气也擅自行使职权，化气平定而不能发展，寒冷之气常现，暑热之气衰薄，万物虽承土的化气而生，但因火运不足，既生而不能成长，虽能结实，然而很小，及至生化的时候，已经衰老，阳气屈伏，蛰虫早藏。火气郁结，所以当其发作时，必然横暴，其变动每隐现多变，在人体病发为痛，其应于内脏为心，其在果类为栗和桃，其所充实的是络和液汁，在谷类为豆和稻，在五味为苦和咸，在颜色为玄和丹，在畜类为马和猪，在虫类是羽虫鳞虫，在气候主冰雪霜寒，在声音为徵、羽，若发生病变则为精神昏乱，悲哀易忘，这是火运不及而从水化的关系。所以少徵和少羽相同。若逢阳明燥金司天，因金不畏火，形成金气用事，而成为金之平气，所以伏明逢上商则与正商相同。故所发之病，是由于邪气伤心，火运衰，所以有阴凝惨淡、寒风凛冽的现象，但随之而暴雨淋漓不止，其灾害应于南方，这是土气来复，以致暴雨下注，雷霆震惊，乌云蔽日，阴雨连绵。

【原文】

卑监之纪，是谓减化①。化气不令，生政独彰，长气整②，雨乃愆③，收气平，风寒并兴，草木荣美，秀而不实，成而秕④也。其气散，其用静定⑤，其动疡涌⑥，分溃⑦，痈肿，其发濡滞⑧，其藏脾，其果李栗，其实濡核，其谷豆麻，其味酸甘，其色苍黄，其畜牛犬，其虫倮毛，其主飘怒⑨振发，其声宫角，其病留满否塞，从木化也。少宫与少角同。上宫与正宫同。上角与正角同。其病飧泄，邪伤脾也。振拉⑩飘扬，则苍干散落，其眚四维。其

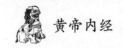

主败折虎狼⑪，清气乃用，生政乃辱⑫。

【注释】

①减化：土主长夏之化气。卑监为土运不及，木来克土，水来侮土，以致化气减弱了作用，故称"减化"。

②长气整：火主长气。因土衰木旺，木能生火，故长气自能完整如常。

③雨乃愆（qiān 牵）：愆，过期。因土运不及，地气不能上升，所以雨水不能及时下降。

④秕（bǐ 彼）：中空或不饱满的谷粒。

⑤静定：土性本来安静，不及则静而至定。定是不动的状态，不能发生作用的意思。

⑥疡涌：形容疮痒脓汁很多，有如泉涌。

⑦分溃：分，破裂。溃，溃烂。

⑧濡滞：滞，不畅。濡滞，指水气不行。

⑨飘怒：形容风动迅速，势不可当。

⑩振拉：拉，作"摧折"解。振拉，指风气有振动摧折

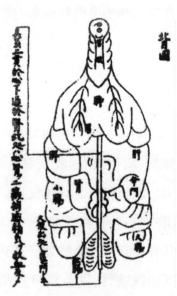

《顿医抄》传本
《存真图》中的背图

之势。

⑪虎狼：高世栻："虎狼，西方金兽也。"张介宾："虎狼多刑伤，皆金复之气所化。"

⑫辱：高世栻："辱，犹屈也。金能平木，故生政乃辱。"即屈辱的意思。

【语译】

卑监的年份，称为减化。土的化气不得其令，而木的生气独旺，长气自能完整如常，雨水不能及时下降，收气平定，风寒并起，草木虽繁荣美丽，但秀而不能成实，所成的只是空壳或不饱满的一类东西。其气散漫，其作用不足而过于静定，在人体的变动为病发疮疡，脓多、溃烂、痈肿，并发展为水气不行，其所应的内脏是脾，在果类是李和栗，所充实的是液汁和核，在谷类是豆和麻，在五味是酸、甘，在颜色是苍、黄，在畜类是牛和犬，在虫类是倮虫毛虫，因木胜风动，有振动摧折之势，在声音为宫、角，在人体发病为胀满否塞不通，这是土运不及而从木化的关系。所以少宫和少角相同。若逢太阴湿土司天，虽土运不及，但得司天之助，也可成为平气，所以卑监逢上宫则和正宫相同。若逢厥阴风木司天，则土运更衰，顺从木气用事，而成为木之平气，所以逢上角则和正角相同。在发病来讲，消化不良的泄泻，是邪气伤脾的关系。土衰木胜，所以见风势振动，摧折飘扬的现象，随之而草木干枯

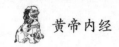

凋落，其灾害应于中宫而通于四方。由于金气来复，所以又主败坏折伤，有如虎狼之势，清气发生作用，生气便被抑制而不能行使权力。

【原文】

从革之纪，是谓折收①。收气乃后，生气乃扬，长化合德②，火政乃宣，庶类③以蕃。其气扬，其用躁切，其动铿禁④瞀厥，其发咳喘，其藏肺，其果李杏，其实壳络，其谷麻麦，其味苦辛，其色白丹，其畜鸡羊，其虫介羽。其主明曜炎烁，其声商徵，其病嚏咳鼽衄，从火化也。少商与少徵同。上商与正商同。邪伤肺也。炎光赫烈，则冰雪霜雹，眚于七。其主鳞伏彘鼠，岁气早至，乃生大寒。

【注释】

①折收：金主秋之收气。金运不及，火来克金，木来反侮，因此收气减折，称为“折收”。

②长化合德：火（长）土（化）相生，二气相合而发挥作用。

③庶类：庶，众多。庶类，指万物。

④铿禁：张介宾：“铿然有声，咳也。禁，声不出也。”

【语译】

从革的年份，称为折收。收气不能及时，生气得以发扬，长气和化气合而相得，火于是得以施行其权力，万物

繁盛。其气发扬，其作用急躁，在人体的变动发病为咳嗽
失音、烦闷气逆，发展为咳嗽气喘，其所应的内脏是肺，
在果类为李和杏，所充实的是壳和络，在谷类是麻和麦，
在五味是苦与辛，在颜色为白和朱红，在畜类为鸡和羊，
在虫类是介虫羽虫。因为金虚火胜，主有发光灼热之势，
在声音为商、徵，在人体的病变为喷嚏、咳嗽、鼻塞流
涕、衄血，这是因金运不及而从火化的关系。所以少商和
少徵相同。若逢阳明燥金司天，则金运虽不及，得司天之
助，也能变为平气，所以从革逢上商就和正商相同。若逢
厥阴风木司天，因金运不及，木不畏金，亦能形成木气用
事而成为木之平气，所以逢上角便和正角相同。其病变是
由于邪气伤于肺脏。因金衰火旺，所以火势炎热，但随之
见冰雪霜雹，其灾害应于西方。这是水气来复，故主如鳞
虫之伏藏，猪、鼠之阴沉，冬藏之气提早而至，于是发生
大寒。

【原文】

涸流之纪，是谓反阳。①藏令不举，化气乃昌，长气宣
布，蛰虫不藏，土润，水泉减，草木条茂，荣秀满盛。其
气滞，其用渗泄②，其动坚止，其发燥槁，其藏肾，其果
枣杏，其实濡肉，其谷黍稷，其味甘咸，其色龄玄，其畜
彘牛，其虫鳞倮，其主埃郁昏翳③，其声羽宫，其病痿厥
坚下④，从土化也。少羽与少宫同。上宫与正宫同。其病

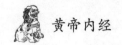

癃闭⑤，邪伤肾也。埃昏骤雨，则振拉摧拔，眚于一。其主毛显狐狢⑥，变化不藏。

【注释】

①反阳：水主冬藏之气。水运不及，火不畏水，火之长气反见宣布，火属阳，所以称为"反阳"。

②渗泄：张介宾："水不畜也。"

③埃郁昏翳：埃，指尘土。昏翳，是昏暗。埃郁昏翳，形容尘土飞扬，有遮天蔽日之势。

④坚下：指下部坚硬的癥结一类病变。

⑤癃闭：癃，是小便不畅。闭，是闭塞不通。

⑥毛显狐狢：毛，指毛虫，是木运所主之虫。显，是发现，言非其时而发现。狐狢，是一种多疑善变的兽类，象木之动摇不定。此句与上面"振拉摧拔"同是形容木气来复所发生的现象。

【语译】

涸流的年份，称为反阳。藏气衰弱，不能行使其封藏的权力，化气因而昌盛，长气反见宣行而布达于四方，蛰虫应藏而不藏，土润泽而泉水减少，草木条达茂盛，万物繁荣秀丽而丰满。其气不得流畅，故其作用为暗中渗泄，其变动为症结不行，发病为干燥枯槁，其应内脏为肾，在果类为枣、杏，所充实的是汁液和肉，在谷类是黍和稷，在五味是甘、咸，在颜色是黄、黑，在畜类是猪、牛，在虫类是鳞虫倮虫，水运衰，土气用事，故主有尘土昏郁的现象，在声音为羽、宫，在人体的病变为痿厥和下部的癃结，这是水运不及而从土化的关系。所以少羽和少宫相同。若逢上气司天，则水运更衰，顺从土气用事，所以涸流逢上宫与正宫相同。其病见大小便不畅或闭塞不通，是邪气伤于肾脏。因水运不及，故尘埃昏蔽，或骤然下雨，但随之反见大风振动，摧折倒拔，其灾害应于北方，这是木气来复，所以又见毛虫狐狢，善于变动而不主闭藏。

【原文】

故乘危而行①，不速而至，暴虚无德，灾反及之②。微者复微，甚者复甚，气之常也。

【注释】

①乘危而行：危，指岁运不足。由于运气不足，便有所胜与所不胜之气，乘衰而至，有喧宾夺主之势。如上面所说"委和之纪"称为"胜生"之义。

②灾反及之：指胜气横施暴虐，结果自己也反而受灾，因为有子来报复的缘故。如上面所说的委和之纪，当金气萧瑟肃杀之后，反见火令之炎赫沸腾，火是木之子，子来为母报复。

【语译】

所以当运气不及的年份，所胜与所不胜之气，就乘其衰弱而行令，好象不速之客，不招自来，暴虐而毫无道

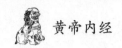

德，结果反而它自己受到损害，这是子来报复的关系。凡施行暴虐轻微的所受到的报复也轻，厉害的所受到的报复也厉害，这种有胜必有复的情况，是运气中的一种常规。

【原文】

发生之纪，是谓启陈①。土疏泄②，苍气达，阳和布化，阴气乃随，生气淳化③，万物以荣。其化生，其气美，其政散，其令条舒，其动掉眩巅疾，其德鸣靡启坼④，其变振拉摧拔，其谷麻稻，其畜鸡犬，其果李桃，其色青黄白，其味酸甘辛，其象春，其经足厥阴、少阳，其藏肝、脾，其虫毛介，其物中坚外坚，其病怒。太角与上商同⑤。上徵则其气逆，其病吐利。不务其德，则收气复，秋气劲切⑥，甚则肃杀，清气大至，草木凋零，邪乃伤肝。

【注释】

①启陈：张介宾："启，开也。陈，布也。布散阳和，发生万物之象也。"启陈，即推陈出新之义。

②疏泄：指土气因木运太过而疏薄，有发泄的现象。

③淳化：淳，厚。淳化，指生发之气雄厚，能化生万物。

④鸣靡启坼：张介宾："鸣，风木声也。靡，散也，奢美也。启坼，即发陈之义。"联系起来，就是春天的景象，和风舒畅，万物靡丽，推陈出新。

⑤太角与上商同：新校正疑为衍文。

⑥颈切：清劲肃杀，形容秋天景象。

【语译】

发生的年份，称为启陈。土气疏松虚薄，草木之青气发荣，阳气温和布化于四方，阴气随阳气而动，生气淳厚，化生万物，万物因之而欣欣向荣。其变化为生发，万物得其气则秀丽，其权力为散布，其权力的表现为舒展畅达，其在人体的变动是眩晕和巅顶部的疾病，其正常的性能是风和日暖，使万物奢靡华丽，推陈出新，若变动为狂风振怒，把树木摧折拔倒，其在谷类为麻、稻，在畜类是鸡、犬，在果实为李、桃，在颜色为青、黄、白三色杂见，在五味为酸、甘、辛，其象征为春天，其在人体的经络是足厥阴、足少阳，在内脏为肝、脾，在虫类为毛虫介虫，在物体属内外坚硬的一类，若发病则为怒。这是木运太过，是为太角，木太过则相当于金气司天，故太角与上商同。若逢上徵，正当火气司天，木运太过亦能生火，火性上逆，木旺克土，故病发气逆、吐泻。木气太过失去了正常的性能，则金之收气来复，以致发生秋令劲切的景象，《循经考穴篇》中的甚则有肃杀之气，气候清凉，草木

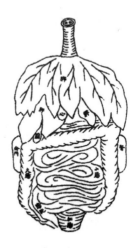

清代严振

五脏图

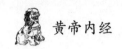

凋零，若为人们的病变，则邪气伤在肝脏。

【原文】

赫曦之纪，是谓蕃茂。阴气内化，阳气外荣，炎暑施化，物得以昌。其化长，其气高，其政动，其令鸣显①，其动炎灼妄扰，其德暄②暑郁蒸，其变炎烈沸腾，其谷麦豆，其畜羊彘，其果杏栗，其色赤白玄，其味苦辛咸，其象夏，其经手少阴、太阳，手厥阴、少阳，其藏心、肺，其虫羽鳞，其物脉濡，其病笑、疟、疮疡、血流、狂妄、目赤。上羽与正徵同，其收齐③，其病痓，上徵而收气后也。暴烈其政，藏气乃复，时见凝惨，甚则雨水霜雹切寒，邪伤心也。

【注释】

①鸣显：张介宾："火之声壮，火之光明。"鸣，声音，显，显露。鸣显，声色显露的意思。

②暄：温热。

③齐：正常的意思。

【语译】

赫曦的年份，称为蕃茂。少阴之气从内而化，阳气发扬在外，炎暑的气候施行，万物得以昌盛。其生化之气为成长，火气的性质是上升的，其权力是闪烁活动，其权力的表现为显露声色，其变动能使烧灼发热，并且因为过热而撩乱烦扰，其正常的性能是暑热郁蒸，其变化则为热度高张如烈火，其在谷类为麦、豆，在畜类为羊、猪，在果类为杏、栗，在颜色为赤、白、黑，在五味为苦、辛、咸，其象征为夏天，在人体的经脉是手少阴、手太阳和手厥阴、手少阳，在内脏为心、肺，在虫类为羽虫鳞虫，在人体属脉络和津液，在人体的病变是因为心气实则笑，伤于暑则疟疾、疮疡、失血、发狂、目赤。火运太过，若逢太阳寒水司天，水能胜火，适得其平，故赫曦逢上羽，则和正徵相同。水运既平，金不受克，所以收令得以正常，因水气司天，火受水制，所以在人发病为痊。若火运太过又逢火气司天，二火相合，则金气受伤，故逢上徵则收气不能及时行令。由于火运行令，过于暴烈，水之藏气来复，以致时见阴凝惨淡的景象，甚至雨水霜雹，转为寒冷，若见病变，多是邪气伤于心脏。

【原文】

敦阜之纪，是谓广化①。厚德清静，顺长以盈，至阴内实，物化充成，烟埃朦郁②，见于厚土③，大雨时行，湿气乃用，燥政乃辟。其化圆④，其气丰，其政静，其令周备，其动濡积并稸⑤，其德柔润重淖，其变震惊飘骤、崩溃，其谷稷麻，其畜牛犬，其果枣李，其色黔玄苍，其味甘咸酸，其象长夏，其经足太阴、阳明，其藏脾、肾，其虫倮毛，其物肌核，其病腹满，四支不举，大风迅至，邪伤脾也。

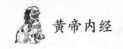

【注释】

①广化：王冰："土余故化气广被于物也。"张志聪："土气盛而化气布于四方，故为广化。"

②烟埃朦郁：烟埃，指土气。朦郁，形容土气盛，有笼罩的意思。

③厚土：指山陵高丘。

④圆：指土气环绕四方，有圆满的意思。

⑤穑：同"蓄"，积聚。

【语译】

敦阜的年份，称为广化。其德性浑厚而清静，使万物顺时生长乃至充盈，土的至阴之气充实，则万物能生化而成形，土运太过，故见土气蒸腾如烟，笼罩于山丘之上，大雨常下，湿气用事，燥气退避。其化圆满，其气丰盛，其权力则为静，其权力的表现是周密而详备，其变动则湿气积聚，其性能柔润，使万物不断得到润泽，其变化则为暴雨骤至、雷霆震动、山崩堤溃，在谷类为稷、麻，在畜类为牛、犬，在果类为枣、李，在颜色为黄、黑、青，在五味是咸、酸，其象征为长夏，在人体的经脉是足太阴、足阳明，在内脏是脾、肾，在虫类是倮虫毛虫，在物体属于人体肌肉和植物果核的一类，在病变为腹中胀满，四肢沉重，举动不便，由于土运太过，木气来复，所以大风迅速而来，其所见的疾病，多由邪气伤于脾脏。

【原文】

坚成之纪，是谓收引①。天气洁，地气明，阳气随，阴治化。燥行其政，物以司成，收气繁布，化洽不终。其化成，其气削，其政肃，其令锐切，其动暴折疡疰②，其德雾露萧飔其变肃杀凋零，其谷稻黍，其畜鸡马，其果桃杏，其色白青丹，其味辛酸苦，其象秋，其经手太阴、阳明，其藏肺、肝，其虫介羽，其物壳络，其病喘喝，胸凭仰息③。上徵与正商同。其生齐，其病咳。政暴变，则名木不荣，柔脆焦首，长气斯救，大火流，炎烁且至，蔓将槁，邪伤肺也。

【注释】

①收引：引志聪："秋令主收，是谓收引。"马莳："阳气收敛，阴气引用。"即是收敛的意思。

②疡疰：张介宾："疡疰者，皮肤之疾。"

③胸凭仰息：张志聪："金气太盛，而肺气实也。"指呼吸困难的一种表现，即端坐呼吸。

【语译】

坚成的年份，称为收引。天高气爽洁净，地气亦清静明朗，阳气跟随阴气的权力而生化，因为阳明燥金之气当权，于是万物都成熟，但金运太过，故秋收之气旺盛四布，以致长夏的化气未尽而顺从收气行令。其化是提早收成，其气是削伐，其权力过于严厉肃杀，它权力的表现是

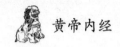

尖锐锋利而刚劲，其在人体之变动为强烈的折伤和疮疡、皮肤病，其正常的性能是散布雾露凉风，其变化则为肃杀凋零的景象，在谷类是稻、黍，在畜类是鸡、马，在果类是桃、杏，它的颜色是白、青、丹，它化生的五味是辛、酸、苦，其象征为秋天，在人体上相应的经脉是手太阴、手阳明，在内脏是肺与肝，化生的虫类是介虫羽虫，生成物体是属于皮壳和筋络的一类，如果发生病变，大都为气喘有声而呼吸困难。若遇金运太过而逢火气司天的年份，因为火能克金适得其平，所以说上徵与正商相同。金气得到抑制，则木气不受克制，生气就能正常行令，发生的病变为咳嗽。金运太过的年份剧变暴虐，各种树木受到影响，不能发荣，使得草类柔软脆弱都会焦头，但继之火气来复，好象夏天的气候前来相救，故炎热的天气又流行，蔓草被烧灼而渐至枯槁，人们发生的病变，多由邪气伤于肺脏。

【原文】

流衍之纪，是谓封藏①。寒司物化，天地严凝，藏政以布，长令不扬。其化凛，其气坚。其政谧，其令流注，其动漂泄沃涌②，其德凝惨寒雾③，其变冰雪霜雹，其谷豆稷，其畜彘牛，其果栗枣，其色黑丹黅，其味咸苦甘，其象冬，其经足少阴、太阳，其藏肾、心，其虫鳞倮，其物濡满，其病胀。上羽而长气不化也。政过则化气大举，而埃昏气交，大雨时降，邪伤肾也。

【注释】

①封藏：张介宾："水盛则阴气大行，天地闭而万物藏，故曰封藏。"

②漂泄沃涌：张介宾："漂，浮上也。泄，泻下也。沃，灌也。涌，溢也。"这是形容水的动态和作用。

③雾（fēn分）："氛"的异体字。雾气。

【语译】

流衍的年份，称为封藏。寒气执掌万物的变化，天地间严寒阴凝，闭藏之气行使其权力，火的生长之气不得发扬。其化为凛冽，其气则坚凝，其权力为安静，它权力的表现是流动灌注，其活动则或为漂浮，或为下泻，或为灌溉，或为外溢，其性能是阴凝惨淡、寒冷雾气，其气候的变化为冰雪霜雹，在谷类为豆、稷，在畜类是猪、牛，在果类为栗、枣，显露的颜色是黑、朱红与黄，化生的五味是咸、苦、甘，其象征为冬天，在人体相应的经脉是足少阴、足太阳，在内脏是肾和心，化生的虫类为鳞虫倮虫，生成物体属充满液汁肌肉的一类，如果发生病变是胀。若逢水气司天，水运更太过，二水相合，火气更衰，故流衍逢上羽，火生长之气更不能发挥作用。如果水行太过，则土气来复，而化气发动，以致地气上升，大雨不时下降，人们发生的病变，由于邪气伤于肾脏。

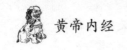

【原文】

故曰：不恒其德①，则所胜来复，政恒其理，则所胜同化②。此之谓也。

【注释】

①不恒其德：不恒，失去常度的意思。德，指正常的性能。这里指运气太过而失去常度，其性变为暴烈而欺侮被我所胜者，如木运太过，士气受其侮等。

②所胜同化：在和平的状况下，凡所胜之气能各各相安，而与所主的运气同流合化。张介宾："谓安其常，处其顺，则所胜者亦同我之气而与之俱化矣。如木与金同化、火与水齐育之类是也。"

【语译】

所以说：运气太过的年份，其所行使的权力，失去了正常的性能，横施暴虐，而欺侮被我所胜者，但结果必有胜我者前来报复，若行使政令平和，合乎正常的规律，即使所胜的也能同化。就是这个意思。

【原文】

帝曰：天不足西北，左①寒而右凉；地不满东南，右②热而左温。其故何也？岐伯曰：阴阳之气，高下之理，太少之异也。东南方，阳也；阳者，其精降于下，故右热而左温。西北方，阴也；阴者，其精奉于上，故左寒而右凉。是以地有高下，气有温凉，高者气寒，下者气热。故适②寒凉者胀，之②温热者疮。下之则胀已，汗之则疮已。此腠理开闭之常，太少之异耳。

【注释】

①左、右：指方位而言。西北之右是西方，属金，气凉；西北之左是北方，属水，气寒。东南之左是东方，属木，气温；东南之右是南方，属火，气热。

②适、之：适、之两字同义，在、至的意思。张介宾："适寒凉之地，则腠理闭密，气多不达，故作内胀。之，亦适也。之温热之地，则腠理多开，阳邪易入，故为疮疡。"

【语译】

黄帝问：天气不足于西北，北方寒而西方凉；地气不满于东南，南方热而东方温。这是什么缘故？岐伯道：天气有阴阳，地势有高低，其中都有太过与不及的差异。东南方属阳；阳气有余，阳精自上而下降，所以南方热而东方温。西北方属阴；阴气有余，阴精自下而上奉，所以北方寒而西方凉。因此地势有高有低，气候有温有凉，地势高的气候寒凉，地势低下的气候温热。所以在西北寒凉的地方多胀病，在东南温热的地方多疮疡。胀病用下法则胀可消，疮疡用汗法则疮疡自愈。这是气候和地理影响人体腠理开闭的一般情况，无非是太过和不及的区别罢了。

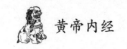

【原文】

帝曰：其于寿夭何如？岐伯曰：阴精所奉，其人寿；阳精所降，其人夭。帝曰：善。

其病也，治之奈何？岐伯曰：西北之气，散而寒之；东南之气，收而温之。所谓同病异治也。故曰，气寒气凉，治以寒凉，行水渍之；气温气热，治以温热，强其内守①。必同其气，可使平也，假者反之②。帝曰：善。

一州之气，生化寿夭不同，其故何也。岐伯曰：高下之理，地势使然也。崇高则阴气治之，污下则阳气治之。阳胜者先天，阴胜者后天，此地理之常，生化之道也。帝曰：其有寿夭乎？岐伯曰：高者，其气寿；下者，其气夭。地之小大异也，小者小异，大者大异。故治病者，必明天道地理，阴阳更胜，气之先后，人之寿夭，生化之期，乃可以知人之形气③矣。帝曰：善！

【注释】

①内守：指阳气固守于中。张介宾："欲令阳气不泄，而固其中也。"

②假者反之：假则反，相反的病就得用相反的方法治疗。

③形气：形，指外之形体。气，指内之真气。

【语译】

黄帝道：天气寒热与地势高下对于人的寿夭，有什么关系？岐伯说：阴精上承的地方，阳气坚固，故其人长寿；阳精下降的地方，阳气常发泄而衰薄，故其人多夭。黄帝说：对。

若发生病变，应怎样处理？岐伯道：西北方天气寒冷，其病多外寒而里热，应散其外寒，而凉其里热；东南方天气温热，因阳气外泄，故生内寒，所以应收敛其外泄的阳气，而温其内寒。这是所谓"同病异治"，即同样发病而治法不同。所以说，气候寒凉的地方，多内热，可用寒凉药治之，并可以用汤液浸渍的方法；气候温热的地方，多内寒，可治以温热的方法，以加强内部阳气的固守。治法必须与该地的气候相同，才能使之平调，但必须辨别其相反的情况，如西北之人有假热之寒病，东南之人有假寒之热病，又当用相反的方法治疗。黄帝道：对。

但有地处一州，而生化寿夭各有不同，是什么缘故？岐伯道：虽同在一州，而地势高下不同，故生化寿夭的不同，是地势的不同所造成的。因为地势高的地方，属于阴气所治，地势低的地方，属于阳气所治。阳气盛的地方气候温热，万物生化往往先四时而早成，阴气盛的地方气候寒冷，万物常后于四时而晚成，这是地理的常规，而影响着生化迟早的规律。黄帝道：有没有寿和夭的分别呢？岐伯道：地势高的地方，阴气所治，故其人寿；地势低下的地方，阳气多泄，其人多夭。而地势高下相差有程度上的

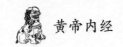

不同，相差小的其寿夭差别也小，相差大的其寿夭差别也大。所以治病必须懂得天道和地理，阴阳的相胜，气候的先后，人的寿夭，生化的时间，然后可以知道人体内外形气的病变了。黄帝道：很对！

【原文】

其岁有不病，而藏气不应不用者何也？岐伯曰：天气制之，气①有所从也。

帝曰：愿卒闻之。岐伯曰：少阳司天，火气下临，肺气上从，白起金用②，草木眚，火见燔焫，革③金且耗，大暑以行，咳嚏鼽衄，鼻窒口④疡，寒热胕肿；风行于地，尘沙飞扬，心痛，胃脘痛，厥逆，鬲不通，其主暴速。

【注释】

①气：此指人身五脏之气。

②白起金用：白，指燥金之气。白起金用，就是燥金之气受火的影响，于是起而用事。

③革：变革，指金被火克，而顺从变革。

④口：原作"曰"，据《素问注证发微》、《素问集注》改。

【语译】

一岁之中，有应当病而不病，脏气应当相应而不相应，应当发生作用而不发生作用，这是什么道理呢？岐伯道：这是由于受着天气的制约，人身脏气顺从于天气的关系。

黄帝道：请你详细告诉我。岐伯说：少阳相火司天的年份，火气下临于地，人身肺脏之气上从天气，燥金之气起而用事，地上的草木受灾，火热如烧灼，金气为之变革，且被消耗，火气太过故暑热流行，人们发生的病变如咳嗽、喷嚏、鼻涕、衄血、鼻塞不利、口疮、寒热、浮肿；少阳司天则厥阴在泉，故风气流行于地，沙尘飞扬，发生的病变为心痛、胃脘痛、厥逆、胸鬲不通，其变化急暴快速。

【原文】

阳明司天，燥气下临，肝气上从，苍起木用而立，土乃眚，凄沧数至，木伐草萎，胁痛，目赤，掉振鼓栗，筋萎不能久立；暴热至，土乃暑，阳气郁发，小便变，寒热如疟，甚则心痛。火行于槁①，流水不冰，蛰虫乃见。

【注释】

①槁：原作"稿"，据《类经》改。槁，指草木枯槁之时，即冬令。

【语译】

阳明司天的年份，燥气下临于地，人身肝脏之气上从天气，风木之气起而用事，故脾土必受灾害，凄沧清冷之气常见，草木被克伐而枯萎，所以发病为胁痛、目赤、眩晕、动摇、战栗、筋萎不能久立；阳明司天则少阴君火在

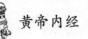

泉，故暴热至，地气变为暑热蒸腾，在人则阳气郁于内而发病，小便不正常，寒热往来如疟，甚致发生心痛。火气流行于冬令草木枯槁之时，气候不寒而流水不得结冰，蛰虫反外见而不藏。

【原文】

太阳司天，寒气下临，心气上从，而火且明，丹起①，金乃眚，寒清时举，胜则水冰②，火气高明，心热烦，嗌干，善渴，鼽嚏，喜悲，数欠，热气妄行，寒乃复，霜不时降，善忘，甚则心痛；土乃润，水丰衍，寒客至，沉阴化，湿气变物，水饮内稸，中满不食，皮肉苛，筋脉不利，甚则胕肿，身后痈。

【注释】

①丹起：丹是火之色。丹起，即火热之气因寒气下临而起而用事。

②胜则水冰：胜，指寒水之气战胜火热之气。寒之气胜则水凝结成冰。

【语译】

太阳司天的年份，寒水之气下临于地，人身心脏之气上从天气，火气照耀显明，火热之气起而用事，则肺金必然受伤，寒冷之气非其时而出现，寒气太过则水结成冰，因火气被迫而应从天气，故发病为心热烦闷，咽喉干，常口渴，鼻涕，喷嚏，易于悲哀，时常呵欠，热气妄行于上，故寒气来报复于下，则寒霜不时下降，寒复则神气伤，发病为善忘，甚至心痛；太阳司天则太阴湿土在泉，土能制水，故土气滋润，水流丰盛，太阳司天则寒水之客气加临于三之气，太阴在泉则湿士之气下加于终之气，水湿相合而从阴化，万物因寒湿而发生变化，应在人身的病则为水饮内蓄，腹中胀满，不能饮食，皮肤麻痹，肌肉不仁，筋脉不利，甚至浮肿，背部生痛。

【原文】

厥阴司天，风气下临，脾气上从，而土且隆，黄起①，水乃眚，土用革，体重，肌肉萎，食减口爽②，风行太虚，云物摇动，目转耳鸣；火纵其暴，地乃暑，大热消烁，赤沃下③，蛰虫数见，流水不冰，其发机速。

【注释】

①黄起：黄是湿土之色。黄起，湿土之气起而用事。

②爽：伤败。

③赤沃下：姚止庵："谓血水下流也，二便血及赤带之属。"

【语译】

厥阴司天的年份，风木之气下临于地，人身脾脏之气上从天气，土气兴起而隆盛，湿士之气起而用事，于是水气必受损，土从木化而受其克制，其功用亦为之变易，人们发病为身体重，肌肉枯萎，饮食减少，口败无味，风气

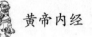

行于宇宙之间，云气与万物为之动摇，在人体之病变为目眩，耳鸣；厥阴司天则少阳相火在泉，风火相搏，故火气横行，地气便为暑热，在人体则见大热而消烁津液，血水下流，因气候温热，故蛰虫不藏而常见，流水不能成冰，其所发的病机急速。

【原文】

少阴司天，热气下临，肺气上从，白起金用，草木眚，喘，呕，寒热，嚏，衄衊，鼻窒，大暑流行，甚则疮疡燔灼，金烁石流①；地乃燥清，凄沧数至，胁痛，善太息，肃杀行，草木变。

【注释】

①金烁石流：高世栻："如焚如焰也。"形容热势盛极，可熔化金石。

【语译】

少阴君火司天的年份，火热之气下临于地，人身肺脏之气上从天气，燥金之气起而用事，则草木必然受损，人们发病为气喘，呕吐，寒热，喷嚏，鼻涕，衄血，鼻塞不通，暑热流行，甚至病发疮疡，高热，暑热如火焰，有熔化金石之状；少阴司天则阳明燥气在泉，故地气干燥而清净，寒凉之气常至，在病变为胁痛，好叹息，肃杀之气行令，草木发生变化。

【原文】

太阴司天，湿气下临，肾气上从，黑起水变①，火乃眚②，埃冒云雨，胸中不利，阴痿，气大衰，而不起不用，当其时③，反腰脽痛，动转不便也，厥逆；地乃藏阴，大寒且至，蛰虫早附④，心下否痛，地裂冰坚，少腹痛，时害于食，乘金则止，水增，味乃咸，行水减也。

【注释】

①黑起水变：黑是寒水之色。因太阴湿土之气下临，寒水之气起而用事，故发生变化。

②火乃眚：原无，据新校正语补。

③当其时：就是当土旺之时。

④附：归附。

【语译】

太阴司天的年份，湿气下临于地，人身肾脏之气上从天气，寒水之气起而用事，火气必然受损，人体发病为胸中不爽，阴痿，阳气大衰，不能振奋而失去作用，当土旺之时则感腰臀部疼痛，转动不便，或厥逆；太阴司天则太阳寒水在泉，故地气阴凝闭藏，大寒便至，蛰虫很早就伏藏，人们发病则心下痞寒而痛，若寒气太过则土地冻裂，冰冻坚硬，病发为少腹痛，常常妨害饮食，水气上乘肺金，则寒水外化，故少腹痛止，若水气增多，则口味觉咸，必使水气通行外泄，方可减退。

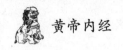

【原文】

帝曰：岁有胎孕不育，治之不全①，何气使然？岐伯曰：六气五类②，有相胜制也。同者③盛之，异者④衰之。此天地之道，生化之常也。故厥阴司天，毛虫静⑤，羽虫育，介虫不成；在泉，毛虫育，倮虫耗，羽虫不育。

少阴司天，羽虫静，介虫育，毛虫不成；在泉，羽虫育，介虫耗不育。

太阴司天，倮虫静，鳞虫育，羽虫不成；在泉，倮虫育，鳞虫⑥不成。

少阳司天，羽虫静，毛虫育，倮虫不成；在泉，羽虫育，介虫耗，毛虫不育。

阳明司天，介虫静，羽虫育，介虫不成；在泉，介虫育，毛虫耗，羽虫不成。

太阳司天，鳞虫静，倮虫育；在泉，鳞虫耗⑦，倮虫不育。

【注释】

①治之不全：指胎孕和不育有不同的情况。张介宾："治，谓治岁之气。"

②六气五类：六气，指司天在泉之六气。五类，指五类动物，即毛、羽、倮、介、鳞。

③同者：指六气与五类动物的五行属性相同。

④异者：指六气与五类动物的五行属性不同。

⑤静：含有既不生育，也不消耗的意思。

⑥虫：新校正认为此下少一"耗"字。

⑦鳞虫耗：新校正认为当作"鳞虫育，羽虫耗"。因太阳在泉，属水之鳞虫当繁育而不当耗损。耗损者当是属火的羽虫。

【语译】

黄帝道：在同一年中，有的动物能胎孕繁殖，有的却不能生育，这是什么气使它这样的？岐伯说：六气和五类动物之间，有相胜而制约的关系。若六气与动物的五行属性相同，则生育力就强盛，如果不同，生育力就衰退。这是自然规律，万物生化的常规。所以逢厥阴风木司天，毛虫不生育，亦不耗损，厥阴司天则少阳相火在泉，羽虫同地之气，故得以生育，火能克金，故介虫不能生成；若厥阴在泉，毛虫同其气，则多生育，因木克土，故倮虫遭受损耗，羽虫静而不育。

少阴君火司天，羽虫同其气，故羽虫不生育，亦不耗损，少阴司天则阳明燥金在泉，介虫同地之气，故得以生育，金克木，故毛虫不能生成；少阴在泉，羽虫同其气，则多生育，火克金，故介虫遭受损耗且不得生育。

太阴湿土司天，倮虫同其气，故倮虫不生育，亦不耗损，太阴司天则太阳寒水在泉，鳞虫同地之气，故鳞虫多生育，水克火，故羽虫不能生成；太阴在泉，倮虫同其

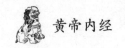

气，则多生育，土克水，故鳞虫不能生成。

少阳相火司天，羽虫同其气，故羽虫不生育，亦不耗损，少阳司天则厥阴风木在泉，毛虫同地之气，故多生育，木克土，故鳞虫不能生成；少阳在泉，羽虫同其气，则多生育，火克金，故介虫遭受损耗，而毛虫静而不育。

阳明燥金司天，介虫同天之气，故介虫静而不生育，阳明司天则少阴君火在泉，羽虫同地之气，故多生育，火克金，故介虫不得生成；阳明在泉，介虫同其气，则多生育，金克木，故毛虫耗损，而羽虫不能生成。

太阳寒水司天，鳞虫同天之化，故鳞虫静而不生育，太阳司天则太阴湿土在泉，倮虫同地之气，故多生育；太阳在泉，鳞虫同其气，故多生育，水克火，故羽虫损耗，倮虫静而不育。

【原文】

诸乘所不成之运，则甚也①。故气主②有所制，岁立③有所生，地气制己胜④，天气制胜己⑤，天制色，地制形⑥，五类衰盛，各随其气之所宜也。故有胎孕不育，治之不全，此气之常也，所谓中根⑦也。根于外者亦五，故生化之别，有五气、五味、五色五类，五宜⑧也。

帝曰：何谓也？岐伯曰：根于中者，命曰神机，神去则机息；根于外者，命曰气立，气止则化绝。故各有制，各有胜，各有生，各有成。故曰：不知年之所加，气之同异，不足以言生化。此之谓也。

【注释】

①诸乘所不成之运，则甚也：指五运被六气所乘，则被克之气所应之虫类更不能孕育。张介宾："上文言六气，此兼五运也。以气乘运，其不成尤甚。"

②气注：六气所主之司天在泉。

③岁立：张介宾："子甲相合，岁气立乎中运也。"故岁运在中，秉五行而立。

④地气制己胜：张介宾："谓以己之胜，制彼之不胜，如以我之木，制彼之土也。"地气，指在泉之气。这是说在泉之气能制约己所胜之气。

⑤天气制胜己：天气，指司天之气。这是说司天之气能制约胜己之气。如木运不及的年份（丁未、丁丑），正当太阴湿土司天，而木从土化。

⑥天制色，地制形：张介宾："色化于气，其象虚，虚本乎天也。形成为质，其体实，实出乎地也。故司天之气制五色，在泉之气制五形。"

⑦中根：高世栻："五运在中，万物生化，所谓中根也。"意思是说五运在中央，万物从五运而化生，称为"中根"。

⑧五宜：张介宾："无论动植之物，凡在生化中者，皆有五行之别。如臊焦香腥腐，五气也；酸苦甘辛咸，五

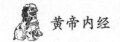

味也；青赤黄白黑，五色也。物各有类，不能外乎五者。物之类殊，故各有互宜之用。"即各与天地五运六气相适应的意思。

【语译】

凡五运被六气所乘的时候，被克之年所应的虫类，则更不能孕育。所以六气所主的司天在泉，各有制约的作用，子甲相合，而岁运在中，秉五行而立，万物都有所生化，在泉之气制约我所胜者，司天之气制约岁气之胜我者，司天之气制色，在泉之气制形，五类动物的繁盛和衰微，各自随着天地六气的不同而相应。因此有胎孕和不育的分别，生化的情况也不能完全一致，这是运气的一种常度，因此称之为中根。在中根之外的六气，同样根据五行而施化，所以万物的生化有五气、五味、五色、五类的分别，随五运六气而各得其宜。

黄帝道：什么道理呢？岐伯说：根于中的叫做神机，它是生化作用的主宰，所以神去则生化的机能也停止；根于外的叫做气立，假如没有六气在外，则生化也随之而断绝。故运各有制约，各有相胜，各有生，各有成。因此说，如果不知道当年的岁运和六气的加临，以及六气和岁运的异同，就不足以谈生化。就是这个意思。

【原文】

帝曰：气始而生化，气散而有形，气布而蕃育，气终而象变，其致一也。然而五味所资，生化有薄厚，成熟有少多，终始不同，其故何也？岐伯曰：地气制之也，非天不生、地不长①也。

帝曰：愿闻其道。岐伯曰：寒热燥湿，不同其化也。故少阳在泉，寒毒②不生，其味辛，其治苦酸，其谷苍丹。阳明在泉，湿毒不生，其味酸，其气湿，其治辛苦甘，其谷丹素。太阳在泉，热毒不生，其味苦，其治淡咸，其谷黅秬③。厥阴在泉，清毒不生，其味甘，其治酸苦，其谷苍赤；其气专④，其味正。少阴在泉，寒毒不生，其味辛，其治辛苦甘，其谷白丹。太阴在泉，燥毒不生，其味咸，其气热，其治甘咸，其谷黅秬；化淳⑤则咸守，气专则辛化而俱治。

【注释】

①天不生、地不长：指万物非独依天气而生，并依地气而长，若非天地之气，则不足以生长。

②毒：指有毒之物，包括药物在内。古人认为有毒之物，皆由于丑行的暴烈之气所生。

③秬：高世栻："秬乃黑黍，水之谷也。"

④专：风木司天则相火在泉，木火相生，故其气专一。

⑤化淳：指太阴湿土，气化淳厚。

【语译】

黄帝道：万物开始受气而生化，气散而有形，气敷布

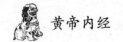

而蕃殖，气终的时候形象便发生变化，万物虽不同，但这种情况是一致的。然而如五谷的资生，生化有厚有薄，成熟有少有多，开始和结果也有不同，这是什么缘故呢？岐伯说：这是由于受在泉之气所控制，故其生化非天气则不生，非地气则不长。

黄帝又道：请告诉我其中的道理。岐伯说：寒、热、燥、湿等气，其气化作用各有不同。故少阳相火在泉，则寒毒之物不生，火能克金，味辛的东西被克而不生，其所主之味是苦和酸，在谷类是属青和火红色的一类。阳明燥金在泉，则湿毒之物不生，味酸及属湿的东西都不生，其所主之味是辛、苦、甘，在谷类是属于火红和素色的一类。太阳寒水在泉，则热毒之物不生，凡苦味的东西都不生，其所主之味是淡和咸，在谷类属士黄和黑色一类。厥阴风木在泉，则消毒之物不生，凡甘味的东西都不生，其所主之味是酸、苦，在谷类是属于青和红色之类；厥阴在泉，则少阳司天，上阳下阴，木火相合，故其气化专一，其味纯正。少阴君火在泉，则寒毒之物不生，凡辛味的东西都不生，其所主之味是辛、苦、甘，在谷类是白色和火红色之类。太阴湿土在泉，燥毒之物不生，凡咸味及气热的东西都不生，其所主之味是甘和咸，在谷类是土黄和黑色之类；太阴在泉，是土居地位，所以其气化淳厚，足以制水，故咸味得以内守，其气专精而能生金，故辛味也得以生化，而与湿士同治。

【原文】

故曰：补上下①者从之，治上下者逆之②，以所在寒热盛衰而调之。故曰：上取、下取、内取、外取，以求其过。能毒③者以厚药，不胜毒者以薄药。此之谓也。气反者，病在上，取之下；病在下，取之上；病在中，旁取之。治热以寒，温而行之④；治寒以热，凉而行之；治温以清，冷而行之；治清以温，热而行之。故消之，削之，吐之，下之，补之，写之，久新同法。

【注释】

①补上下：上下，指司天在泉。因司天在泉之气而引起人体的不足，应当从其不足而补之。如木火不足，用酸苦之味补之等。

②逆之：六气太过引起的病，用逆治的方法。如热淫所胜，治以咸寒之类。

③能（nài 奈）毒：能，通"耐"。毒，剧烈的意思。凡性能猛烈的药物，均称之谓毒药。

④行之：指服药。

【语译】

所以说：因司天在泉之气不及而病不足的，用补法当顺其气，因太过而病有余的，治疗时当逆其气，根据其寒热盛衰进行调治。所以说：从上、下、内、外取治，总要探求致病的原因。凡体强能耐受毒药的就给以性味厚的药物，体弱而不能胜任毒药的就给以性味薄而和缓的药物。就是这个道理。若病气有相反的，如病在上的，治其下；病在下的，治其上；病在中的，治其四旁。治热病用寒药，而用温服的方法；治寒病用热药，而用凉服的方法；治温病用凉药，而用冷服的方法；治清冷的病用温药，而用热服的方法。故用消法通积滞，用削法攻坚积，用吐法治上部之实，用下法通下部之实，补法治虚证，泻法治实症，凡久病新病，都可根据这些原则进行治疗。

【原文】

帝曰：病在中而不实不坚，且聚且散，奈何？岐伯曰：悉乎哉问也！无积者求其藏，虚则补之，药以祛之，食以随之，行水渍之，和其中外，可使毕已。

帝曰：有毒无毒，服有约①乎？岐伯曰：病有久新，方有大小，有毒无毒，固宜常制矣。大毒治病，十去其六；常毒治病，十去其七；小毒治病，十去其八；无毒治病，十去其九。谷肉果菜，食养尽之，无使过之，伤其正也。不尽，行复如法。必先岁气，无伐天和。无盛盛②，无虚虚③，而遗人夭④殃。无致邪，无失正，绝人长命！

【注释】

①约：规则、常规的意思。

②盛盛：实证用补，使其重实，叫做"盛盛"。

③虚虚：虚证用泻，使其重虚，叫做“虚虚”。

④天：原作“天”，据《吴注素问》、《类经》改。

【语译】

黄帝道：若病在内，不实也不坚硬，有时聚而有形，有时散而无形，那怎样治疗呢？岐伯说：您问得真仔细！这种病如果没有积滞的，应当从内脏方面去探求，虚的用补法，有邪的可先用药驱其邪，然后以饮食调养之，或用水渍法调和其内外，便可使病痊愈。

黄帝道：有毒药和无毒药，服用时有一定的规则吗？岐伯说：病有新久，处方有大小，药物有毒无毒，服用时当然有一定的规则。凡用大毒之药，病去十分之六，不可再服；一般的毒药，病去十分之七，不可再服；小毒的药物，病去十分之八，不可再服；即使没有毒的药物，病去十分之九，也不必再服。以后就用谷类、肉类、果类、蔬菜等饮食调养，使邪去正复而病痊愈，不要用药过度，以免伤其正气。如果邪气未尽，再用药时仍如上法。必须首先知道该年的气候情况，不可违反天人相应的规律。不要实证用补使其重实，不要虚证误下使其重虚，而造成使人夭折生命的灾害。不要误补而使邪气更盛，不要误泻而损伤人体正气，断送了人的性命！

【原文】

帝曰：其久病者，有气从不康，病去而瘠，奈何？岐

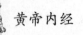

伯曰：昭乎哉圣人之问也！化不可代①，时不可违。夫经络以通，血气以从，复其不足，与众齐同，养之和之，静以待时，谨守其气，无使倾移，其形乃彰，生气以长，命曰圣王②。故《大要》③曰：无代化，无违时，必养必和，待其来复。此之谓也。帝曰：善。

【注释】

①化不可代：指天地气化，非人力所可代行。

②圣王：古代圣明的帝王。此指圣王的法度，以治病比喻为治理国家。

③《大要》：古经书。

【语译】

黄帝道：有久病的人，气机虽已调顺而身体不得康复，病虽去而形体依然瘦弱，应当怎样处理呢？岐伯说：您所问的真精细啊！要知道天地之气化，是不可用人力来代行的，四时运行的规律，是不可以违反的。若经络已经畅通，血气已经和顺，要恢复正气的不足，使与平常人一样，必须注意保养，协调阴阳，耐心等待天时，谨慎守护真气，不使有所消耗，它的形体就可以壮实，生气就可以长养，这就是圣王的法度。所以《大要》上说：不要以人力来代替天地之气化，不要违反四时的运行规律，必须善于调养，协调阴阳，等待真气的恢复。就是这个意思。黄帝道：讲得很对。

《灵枢》语义经典释译

卷之一

九针十二原第一

【题解】

九针，是指古代针刺治疗所用的九种不同形状的针具；十二原，是指脏腑真气输注于体表的处所，也是治疗脏腑疾病的十二个要穴。本篇详细明确地介绍了九针的名称、形状以及不同的用途；介绍了十二原穴的名称及其各自所对应的脏腑，并说明了五脏六腑有病，可以分别取用相应的十二原穴来进行治疗的道理。所以本篇名为"九针十二原"。

【原文】

黄帝问于岐伯曰：余子①万民，养百姓②，而收其租

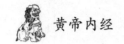

税。余哀其不给，而属有疾病。余欲勿使被毒药，无用砭石，欲以微针通其经脉，调其血气，营其逆顺出入之会。令可传于后世，必明为之法，令终而不灭，久而不绝。易用难忘，为之经纪，异其章，别其表里，为之终始，令各有形，先立《针经》，愿闻其情。岐伯答曰：臣请推而次之，令有纲纪，始于一，终于九焉。请言其道。小针之要，易陈而难入。粗守形，上守神。神乎，神客在门③，未睹其疾，恶知其原？刺之微，在速迟。粗守关，上守机。机之动，不离其穴。空中之机，清静而微。其来不可逢，其往不可追。知机之道者，不可挂以发④；不知机道，叩之不发。知其往来，要与之期。粗之暗乎，妙哉！工独有之，往者为逆，来者为顺，明知逆顺，正行无问。逆而夺之，恶得无虚？追而济之，恶得无实？迎之随之，以意和之，针道毕矣。

凡用针者，虚则实之，满则泄之，宛陈则除之，邪胜则虚之。《大要》曰：徐而疾则实，疾而徐则虚。言实与虚，若有若无。

察后与先，若存若亡，为虚与实，若得若失。

虚实之要，九针最妙，补泻之时，以针为之。写曰：必持内之，放而出之，排阳得针，邪气得泄。按而引针，是谓内温，血不得散，气不得出也。补曰：随之随之，意若妄之。若行若按，如蚊虻止，如留如还。去如弦绝，令左属右，其气故止，外门已闭，中气乃实，必无留血，急取诛之。

持针之道，坚者为宝。正指直刺，无针左右。神在秋毫，属意病者。神视血脉者，刺之无殆。方刺之时，必在悬阳，及与两工⑤。神属勿去，知病存亡。血脉者，在腧横居，视之独澄，切之独坚。

九针之名，各不同形：一曰镵针，长一寸六分；二曰圆针，长一寸六分；三曰锃针，长三寸半；四曰锋针，长一寸六分；五曰铍针，长四寸，广二分半；六曰圆利针，长一寸六分；七曰毫针，长三寸六分；八曰长针，长七寸；九曰大针，长四寸。镵针者，头大末锐，去写阳气；员针者，针如卵形，揩摩分间，不得伤肌肉，以写分气；锃针者，锋如黍粟之锐，主按脉勿陷，以致其气；锋针者，刃三隅，以发痼疾；铍针者，末如剑锋，以取大脓；圆利针者，大如氂，且圆且锐，中身微大，以取暴气；毫针者，尖如蚊虻喙，静以徐往，微以久留之而养，以取痛痹；长针者，锋利身薄，或以取远痹；

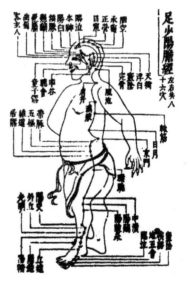

明代张介宾《类经图翼》经穴图之足少阳胆经

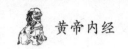

大针者，尖如梃，其锋微员，以写机关之水也。九针毕矣。

夫气之在脉也，邪气在上，浊气在中，清气在下。故针陷脉则邪气出，针中脉则浊气出，针太深则邪反沉，病益。故曰：皮肉筋脉，各有所处，病各有所宜，各不同形，各以任其所宜。无实无虚，损不足而益有余，是谓甚病。病益甚，取五脉者死；取三脉者恇。夺阴者死，夺阳者狂⑥。针害毕矣。

刺之而气不至，无问其数；刺之而气至，乃去之，勿复针。针各有所宜，各不同形，各任其所为。刺之要，气至而有效，效之信，若风之吹云，明乎若见苍天，刺之道毕矣。

黄帝曰：愿闻五藏六府所出之处。岐伯曰：五藏五腧，五五二十五腧；六府六腧，六六三十六腧。经脉十二，络脉十五，凡二十七气，以上下。所出为井，所溜为荥，所注为输，所行为经，所入为合，二十七气所行，皆在五腧也。节之交，三百六十五会。知其要者，一言而终，不知其要，流散无穷。所言节者，神气之所游行出入也，非皮肉筋骨也。

睹其色，察其目，知其散复；一其形⑦，听其动静，知其邪正⑧。右主推之，左持而御之，气至而去之。

凡将用针，必先诊脉，视气之剧易，乃可以治也。五藏之气已绝于内，而用针者反实其外，是谓重竭。重竭必死，其死也静⑨。治之者辄反其气，取腋与膺。五藏之气已绝于外，而用针者反实其内，是谓逆厥。逆厥则必死，其死也躁⑩。治之者反取四末。刺之害中而不去，则精泄；害中而去，则致气。精泄则病益甚而恇，致气则生为痈疡。

五藏有六府，六府有十二原，十二原出于四关，四关主治五藏，五藏有疾，当取十二原。十二原者，五藏之所以禀三百六十五节气味也。五藏有疾也，应出十二原，而原各有所出，明知其原，睹其应，应知五藏之害矣。

阳中之少阴，肺也，其原出于太渊，太渊二。阳中之太阳，心也，其原出于大陵，大陵二。阴中之少阳，肝也，其原出于太冲，太冲二。阴中之至阴，脾也，其原出于太白，太白二。阴中之太阴，肾也，其原出于太溪，太溪二。膏之原，出于鸠尾，鸠尾一。肓之原，出于脖胦，脖胦一。凡此十二原者，主治五藏六腑之有疾者也。胀取三阳，飱泄取三阴。

今夫五藏之有疾也，譬犹刺也，犹污也，犹结也，犹闭也。刺虽久，犹可拔也；污虽久，犹如雪也。结虽久，犹可解也；闭虽久，犹可决也。或言久疾之不可取者，非者说也。夫善用针者，取其疾也，犹拔刺也，犹雪污也，犹解结也，犹决闭也，疾虽久，犹可毕也。言不可治者，

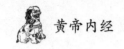
未得其术也。

刺诸热者，如以手探汤；刺寒清者，如人不欲行。阴有阳疾者，取之下陵三里，正往无殆，气下乃止，不下复始也，疾高而内者，取之阴之陵泉；疾高而外者，取之阳之陵泉也。

【注释】

①子：爱。《礼记·中庸》："子庶民"。郑注"子，犹爱也"。

②百姓：指百官。《尚书·尧典》孔传："百姓，百官"。

③神客在门：丹波元简："按《小针解》曰：'神客者，正邪共会也。神者，正气也。客者，邪气也。在门者邪循正气之所出入也。'据此，则神采二字句。神客，谓神与客也。

④不可挂以发：挂，挂误。意即不可产生毫发之差误。

⑤必在悬阳，及与两卫：《尔雅·释话）："在，察也。"杨上善："悬阳，鼻也。鼻为明堂，五脏六腑气色皆见明堂，及与眉上两衡之中，故将针者，先观气色，知死生之候，然后刺之"。杨氏直接将卫，释为"衡"，"卫"繁体为"衞"，与"衡"形误。衡，指眉上的部位。

⑥夺阳者狂：此为前句"损不足益有余"之举例，是

指阳气不足的人，如用针泻其三阳经脉之气，会使人形体怯弱（即取三脉者恇），而犯"虚虚"之戒。阳气虚而再虚为夺阳，夺阳则令人狂。至于夺阳是否能令人狂，这与《素问·病能论》所言怒狂及《难经·二十难》的"重阳则狂"病理机制正相反。这里的夺阳则狂的"狂"似乎可以理解为阳虚神气散逸所致的精神错乱。

⑦一其形：《吕氏春秋·举难》："一，分也。"据《小针解》："睹其色，……听其动静者，言上工知相五色于目，有知调尺寸大小滑涩，以言所病也。"这里宜解释为分别病人在尺肤、寸口部位所表现的形态。

⑧听其动静，知其邪正：按《小针解》："知其邪正者，知论虚邪与正邪之风也。"则"听其动静"乃呈上文候尺肤、寸口的变化情况，可知患者感受的是虚邪还是正邪。

⑨重竭必死，其死也静：重竭为五脏阴气绝于内，反补外在之阳而致阴愈虚，为阴气已竭绝的表现，阴竭阳盛，其死当躁动，而此反言静，似难合拍，存疑。

⑩厥逆则必死，其死也躁：厥逆为五脏阳虚阴盛，反补其内在的阴，使阴愈盛而阳愈虚，其死当静，而此反言躁，也难合拍，存疑。

【语译】

公孙轩辕黄帝向臣子岐伯问道：我爱护万民，养育百

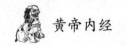

官，而收取他们的地租赋税。我痛心他们不能自给自足，并且不断发生疾病。我想不要让他们遭受服用毒药之苦，也不用尖石来刺治疾病，而想用一种非常细微的针具来疏通人体的脉管，调理人体的血气，把脉管血气的逆顺调整好。为了让这种治病的方法能够流传到后代，一定要明确地给它制定准则，使其最终都不会消失，时间再长也不会断绝，容易掌握，难于忘记，这就需要条理化。要分成篇章，区别内外，有始有终，使其各自具备完整的形式，首先创建一部《针经》。我很希望听听这方面的情况。

岐伯回答说：请让我探讨整理一下，使其具有条理，从第一篇开始，到第九篇为止。请让我说说其中的道理。小针的诀窍，口说容易，下手却很难。平庸的医生拘泥于皮毛，高明的医生则能得其精神。是神明吧，正气和邪气聚于一门，没有看见他所生的疾病，怎么知道生病的原因？针刺是那样细微，重要的是掌握好快慢。平庸的医生拘泥于四肢关节的部位，高明的医生则能把握住血气往来的机会。血气的运行，不会脱离经穴。经穴中血气运行的机会，清静而又细微，它来时不能正好遇着，去后不能迎头赶上。知道血气运行机会的道理的人，比如射箭，发射时不会把弓挂着，以求及时；不知道血气运行机会的道理的人，光崩紧弦索却不发箭。掌握了血气往来的规律，就要善于抓住机会，平庸的医生对于这一点是不清楚的，只有高明的医生才具有这种本领。血气流去叫做逆，血气流来叫做顺。清楚地懂得了逆和顺的道理，就要真正地施行针刺而无须多问。迎着邪气的到来，旅行泻法消除它，邪气怎能不减弱；随着正气的到来，施行补法成就它，正气怎能不加强。迎击邪气，随顺正气，凭着自己的意志进行调整，针刺的道理就完备了。

凡是用针刺的，血气虚弱的病就要用补法充实它，血气过盛的病就要用泻法渲泻它，郁积太久了就要除去它，邪气太盛了就要削弱它。古经书《大要》篇说：慢进针快出针是补法，快进针而慢出针是泻法。说到血气的虚和实，实症有气，虚症无气，决定补泻的先和后得考察病气是已经消失还是存在。用补法必然若有所得，用泻法恍然若有所失。治疗虚症实症的根本道理，以九针为最精妙，进补或者下泻的时候，都可以用针来进行治疗。泻法说：一定要持刺及时刺入穴位，然后摇大针孔放出邪气，排开表皮，拔出针来，邪气得以排泄。如果按住穴位的表皮而后抽针，这就叫内蕴，血不得流散，气不得排出。补法曰：要顺着经脉下针，顺着经脉下针的意思，好象淡忘了这件事而无特别的感觉，好象在运针导气，又好象在按压穴位，有如蚊虫停留在皮肤上的那种感觉，好象针停在穴位里，又好象退了出来。拔针要快，好象箭离弓弦那样，右手取针，用左手按摩孔穴，那经气因而停留在里面，穴外的门户已经关闭，中气于是得到充实。针孔如果出血，一定不要让血停留在里面，而要赶快把它挤压出来。握针的道理，把握牢固是最重要的，对准穴位直端端地刺入，不要刺到左边或者右边去了，精神集中，明察秋毫，注意病人的神态，仔细观察血脉的情况，这样施行针刺就不会有危险。正当进针的时候，一定要用心，以及两目视力集中，精力专注而不要分散，了解病情的变化经好坏。血脉如果横隔在腧穴，看起来特别清楚，摸起来特别坚实，下针时要避开血脉而刺进腧穴。

九针的称呼，各有不同的形状：第一种叫镵针，长一寸六分；第二种叫员针，长一寸六分；第三种叫锟针，长三寸半；第四种叫锋针，长一寸六分；第五种叫铍针，长四寸，宽二分半；第六种叫员利针，长一寸六分；第七种叫毫针，长三寸六分；第八种叫长针，长七寸；第九种叫大针，长四寸。镵的形状，针头大而针尖尖锐，主治泻阳气。员针，针如卵形，用来摩擦分肉，不会损伤肌肉，还可以排

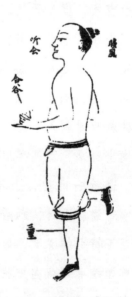

明抄本《针灸全书》中耳聋闭气取穴图

泄分肉间的邪气。提针，锋利如黍子谷子的芒尖，主治按摩血脉，使勿深陷肌肤，以除去里面的邪气。锋针，刀上有三条棱角，用来打开顽疾。铍针，末端象剑口，用来取出大脓。员利针，尖锐如长毛，又圆又尖，针的中段略粗，用来攻治猛烈的邪毒。毫针，尖锐如蚊子、虻虫的嘴，静静而慢慢地进针，动作要轻，针停留在穴位的时间要稍长一些，正气因而能进入人体，真正的邪毒能全部排除，出针后很好地保养，用来攻治疼痛的痹病。长针，针尖尖，针身薄，可以治疗时间长的痹病。大针，尖如竹节，针锋略呈圆形，用来排泄关节的积水。九针的情况就说完了。

气在脉管里的分布情况是：风热阳邪之类的邪气在人数的上部，饮食积滞的浊气在人体的中部，凉寒阴湿的清气在人体的下部，所以刺孔穴在深陷之处的陷脉就能排出浊气，刺中部阴阳之合穴足三里就能排出肠胃浊气。宜浅刺的病如刺得太深反会引邪深入，病会加重。所以说：皮肉经脉，各有一定的部位，病各有适宜的治法，病的情况各不相同，须各自运用适合病情的治法，不可实症用补法，不可虚症用泻法，如果用泻法治血气不足的虚症，用补法治血气有余的实症，这就叫做加重病情，病会越来越重。误刺五脏脉会死人的，误刺手足三阳脉会使病人慌乱，失去了阴气会死人，失去了阳气会发狂，误针的害处

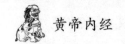

就是这些。针刺入穴位后经气不到，不管时间长短，尽管等待。刺后经气到来，便取出针来，不要再刺。九针各有其适宜治疗的病症，各有不同的形状，各用其不同的治法。针刺的要诀，经气到来就算有效，有效的信号，好像风吹云散，见到明朗的苍天。针刺的道理就是这些。

黄帝说：希望知道五脏六腑脉气的出处。岐伯说：五脏各自有井、荥、腧、经、合五个穴道，五五二十五个穴道。六腑各自有井、荥、腧、原、经、合六个穴道，六六三十六个穴道。经脉十二道，络脉十五道，共二十七道，脉气就从此上下循环。脉气从井穴出发，流行到荥穴，倾注到腧穴，运行到经穴，最后汇入合穴。二十七道经络的气的运行，都离不开这五个穴道。人体不同部分相交会的关节，共有三百六十五处，知道其奥妙的人，一句话就可说完，不知道其奥妙的人，千言万语都说不清楚。所谓关节，是人的神气流动出入的地方，不是指皮肉筋骨。

察看病人的脸色，审视病人的眼神，就可知道他的经气的散失与回归。看看他的外表，听听他的动静，就可知道他的邪正虚实。右手主管推针，左手维持着针身，气到后就出针。

凡是准备用针时，一定要先诊断脉象，看清楚经气的虚实，才能够着手治疗。五脏之气已绝于内是阴虚，如用针反取阳经合穴以致阳气，阳愈盛则阴愈衰，这叫"重竭"，重竭肯定死，死时很安静，这是由于治疗时，反而泄了出于腋膺部腧穴的脏气。五脏之气已绝于外，是阳虚，如用针反取四肢腧穴以补阴气，阴愈盛则阳愈衰，这叫"逆厥"。逆厥肯定死，死时很烦燥，这是由于治疗时，反而刺了四肢末端。针刺的要害在于：刺中了疾病的部位而不出针，就会使精气外泄；没有刺中就出针，就会导致邪气凝滞。精气外泄，就会使病情加重而且心情慌乱；邪气凝滞，就会生长痈疽。

五脏之外有六腑，六腑之外有十二个原穴，十二原穴出自两肘两膝的四处关节。四关主治五脏的疾病，所以五脏有病，应当取十二原穴。因为十二原穴是五脏联结周身三百六十五处关节的地方。五脏有疾病，应出自十二原穴，而十二原穴又各有所属的内脏。清楚地知道原穴，观察原穴的反映情况，就可以知道五脏的疾病了。

阳中的少阴是肺，因为肺是阳部的阴脏。肺脏的原穴出于太渊，太渊有左右二穴。阳中的太阳是心，因为心是阳部的阳脏。心脏的原穴出于大陵，大陵有左右二穴。阴中的少阳是肝，因为肝是阴部的阳脏，肝脏的原穴出于太冲，太冲有左右二穴。阴中的至阴是脾，因为脾是阴部的阴脏。脾脏的原穴出于太白，太白有左右二穴。阴中的太阴是肾，因为肾是阴部的阴脏。肾脏的原穴出于太溪，太溪有左右二穴。膏的原穴出于鸠尾，鸠尾仅一穴。肓的原

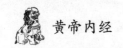
穴，出于脐下的气海，气海仅一穴。所有这十二个原穴，主治五脏六腑发生的疾病。腹胀病应取脚上的三阳经，积食不消化的病应取脚上的三阴经。

五脏有了病，就象上面扎了刺，就象受到污染，就象结上疙瘩，就象受到堵塞。刺虽然扎得久，还可以拔除；污染虽然久，还可以洗雪；打结虽然久，还可以解除；堵塞虽然久，还要以疏通。有人说久病不能治，不应该有这种说法。善于用针的人，攻治疾病，就象拔除刺，就象洗雪污染垢，就象解除疙瘩，就象疏通堵塞，病虽然久，还是可以治好的。说病不能治，是不得方法而已。

针刺各种热病，如象用手拭探开水，一触即取。刺寒凉的病，如象人不愿离开，须留针候气。热在阴分的病人，取阳明经的足三里穴，正直进针而不犹豫，邪气退后才停针，邪气不退须再刺。病在上部而属于脏病，应当取足太阴经的阴陵泉；病在上部而属于腑病，应当取足少阴经的阳陵泉。